W0360127

Priv.-Doz. Dr. med. Anton Ponholzer
Prof. Dr. med. Stephan Madersbacher
Prof. Dr. med. George Thalmann
Priv.-Doz. Dr. med. Matthias Oelke
Prof. Dr. med. Florian Wagenlehner

Prostata

VERLAGSHAUS DER ÄRZTE

Impressum

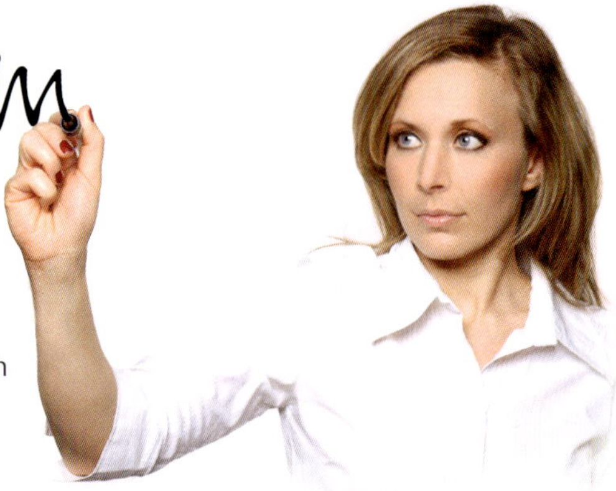

© Verlagshaus der Ärzte GmbH,
Nibelungengasse 13, A-1010 Wien

www.aerzteverlagshaus.at

1. Auflage 2012

ISBN 978-3-99052-016-1

Umschlag & Satz: Grafikbüro Lisa Hahsler, 2232 Deutsch-Wagram
Umschlagfoto: Bildagentur Waldhäusl, 3340 Waidhofen/Ybbs
Projektbetreuung: Michael Hlatky, Hagen Schaub
Druck & Bindung: Ferdinand Berger & Söhne GmbH, 3580 Horn

Printed in Austria

Mit freundlicher Unterstützung von Astellas Pharma

Erkenntnisse in Medizin und Forschung unterliegen einem laufenden Wandel. Neue Erkenntnisse und klinische Erfahrungen führen immer wieder zu neuen Empfehlungen hinsichtlich Therapien, Medikationen, Indikationen, Kontraindikationen, Dosierungen und anderer therapeutischen Maßnahmen. Autoren und Verlag haben große Sorgfalt darauf verwandt, dass Angaben in diesem Werk dem Stand bei Herausgabe entsprachen. Für Angaben über Dosierungsanweisungen und Applikationsformen kann vom Verlag jedoch keine Gewähr übernommen werden. Jeder Benutzer ist angehalten, durch die sorgfältige Prüfung der Beipackzettel der verwendeten Präparate und gegebenenfalls durch Konsultation eines Spezialisten festzustellen, ob die dort gegebenen Empfehlungen für Dosierungen und Hinweise auf Indikationen und Kontraindikationen gegenüber Angaben in diesem Buch abweichen. Jede Dosierung oder Applikation erfolgt auf Verantwortung des Anwenders.

Aus Gründen der leichteren Lesbarkeit – vor allem in Hinblick auf die Vermeidung einer ausufernden Verwendung von Pronomen – haben wir uns dazu entschlossen, alle geschlechtsbezogenen Wörter nur in eingeschlechtlicher Form – der deutschen Sprache gemäß zumeist die männliche – zu verwenden. Selbstredend gelten alle Bezeichnungen gleichwertig für Frauen.

Vorwort

Die männliche Vorsteherdrüse (lat. Prostata) stellt ein bedeutsames Thema für Männer aller Altersklassen dar. Das Interesse an der Prostata wächst mit fortschreitendem Lebensalter. Grund hierfür ist in vielen Fällen die selbst erlebte und oft leidvolle Erfahrung mit einer Prostataerkrankung. Im Unterschied zu anderen Organen, wie etwa dem Herzen oder der Leber, ist für viele Männer die Bedeutung, Funktion oder die genaue Lage der Prostata unbekannt.

Genau diese Mischung, nämlich die Häufigkeit von Problemen mit diesem Organ gemeinsam mit der oftmals vagen Vorstellung von der genauen Funktion, führen oft zu Unsicherheit und Sorge rund um dieses männliche Organ, das sowohl Teil des Harntraktes als auch der Geschlechtsfunktion ist.

Ziel des vorliegenden Buches ist daher, vor dem Hintergrund von medizinischem Fachwissen und oft dubiosen Beschreibungen im Internet klare und gut verständliche Informationen für Männer anzubieten, die sich eine Übersicht zum Thema Prostata verschaffen oder aufgrund von Beschwerden oder einer eigenen bekannten Erkrankung ihren persönlichen Wissensstand weiterentwickeln möchten. Nicht zuletzt ermöglicht erst ein solchermaßen informierter Zugang die bewusste Entscheidung des Patienten, wenn etwa eine Therapie notwendig ist. Dieses Buch soll zudem vor pseudowissenschaftlichen Medikamenten oder Therapiemethoden schützen, die in den Medien oft beworben werden.

Die gegliederte, umfassende und in klaren Worten formulierte Darstellung über die verschiedenen Aspekte der Prostata, deren Erkrankungen und Therapien, verfasst von einer ausgewählten, international anerkannten Expertengruppe, soll diesem Anspruch auf der Grundlage langjähriger urologischer Erfahrung im vorliegenden Buch gerecht werden.

Im Namen aller Autoren

Anton Ponholzer

Inhalt

Was ist die Prostata? ... 9

Prof. Dr. med. Stephan Madersbacher

Die gutartige Prostatavergrößerung ... 17

Priv.-Doz. Dr. med. Matthias Oelke

Prostatakrebs ... 49

Prof. Dr. med. George Thalmann

Akute und chronische Prostataentzündungen ... 69

Prof. Dr. med. Florian Wagenlehner

Vorsorgeuntersuchung, PSA-Test, Prostatabiopsie ... 89

Priv.-Doz. Dr. med. Anton Ponholzer

Prostata und Ernährung ... 99

Prof. Dr. med. Stephan Madersbacher

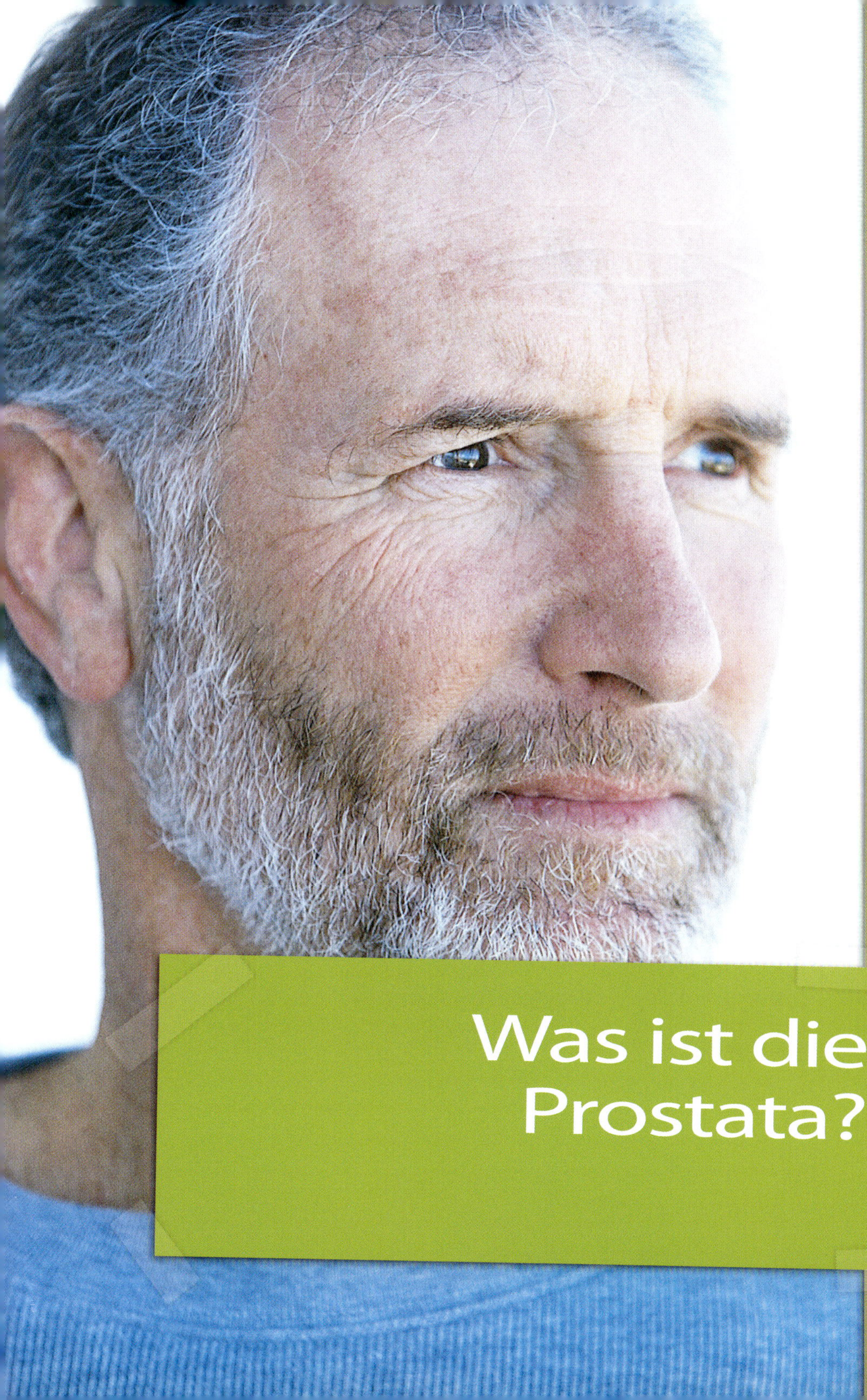

Was ist die Prostata?

Was ist die Prostata?

Die Prostata (vom altgriechischen *prostates* „Vorsteher“, „Vordermann“) oder Vorsteherdrüse zählt zu den sogenannten akzessorischen Geschlechtsdrüsen. Die Prostata ist ein pyramidenförmiges Organ, welches unterhalb der Harnblase vor dem Enddarm lokalisiert ist. Durch Erkrankungen und Normvarianten können hinsichtlich Größe und Form beim älteren Mann erhebliche Schwankungen bestehen.

Was versteht man unter den akzessorischen Geschlechtsdrüsen?

Zu den akzessorischen Geschlechtsdrüsen zählen beim Mann die Samenblasen, die Prostata und die bulbourethralen Drüsen („Cowpersche Drüse“). Die paarigen Samenblasen (Vesiculae seminales) liegen hinter der Harnblase und sind ungefähr 5 x 1 x 1 cm groß. Der Ausführungsgang der Samenblase mündet in die Ampulla ductus deferentis und bildet den Samenleiter. Ursprünglich glaubte man, die Funktion der Samenblasen sei es, Samenzellen bis zum Samenerguss zu speichern. Heute weiß man, dass die Samenblasen Substanzen produzieren, die für die Funktion der Samenzellen notwendig sind.

Die bulbourethrale Drüse ist ein paarig angelegtes Organ (ca. 0,5–1 cm im Durchmesser), das neben der Harnröhre auf der Höhe des Beckenbodens liegt. Das Sekret der Bulbourethraldrüse (auch Präejakulat oder Lusttropfen genannt) wird meist vor der eigentlichen Ejakulation in die Harnröhre abgegeben. Das schleimige Sekret dient vermutlich vor allem der Neutralisierung von Harnresten, eventuell auch des sauren Scheidenmilieus, um damit optimale Vorraussetzungen für eine Befruchtung zu schaffen.

Die Prostata ist die dritte akzessorische Geschlechtsdrüse mit Ausführungsgängen in die Harnröhre. Die Prostata besteht aus circa 30 bis 50 Einzeldrüsen. Diese Drüsen produzieren ein Sekret, das bei der Ejakulation (= Samenerguss) in die Harnröhre abgegeben wird und sich dort mit den Spermien vermischt. Die Funktion der Prostata wird über das Hormon Testosteron reguliert.

Wo liegt die Prostata?

Die Prostata liegt unterhalb der Harnblase und umkleidet den Anfangsteil der männlichen Harnröhre (Urethra) bis zum Beckenboden. Sie gleicht beim jungen Erwachsenen in Größe und Form einer Kastanie. Die Prostata liegt subperitoneal, das heißt unter dem Bauchfell (Peritoneum). Sie ruht auf dem Beckenboden (Diaphragma urogenitale) und schmiegt sich von unten der Harnblase an. Dorsal (zum Rücken hin) wird sie durch den Mastdarm (Rektum) begrenzt. Deshalb kann die Prostata vom Enddarm mit den Fingern ertastet und beurteilt werden, nämlich ventral (zum Bauch hin) durch die Schambeinfuge (Symphysis pubis). Durch die Mitte der Prostata verläuft die Harnröhre (Urethra). Aus diesem Grund kann es bei verschiedenen Erkrankungen der Prostata (gutartige Vergrößerung, lokal fortgeschrittener Prostatakrebs, akute und chronische Entzündung der Prostata) zu Problemen beim Wasserlassen kommen.

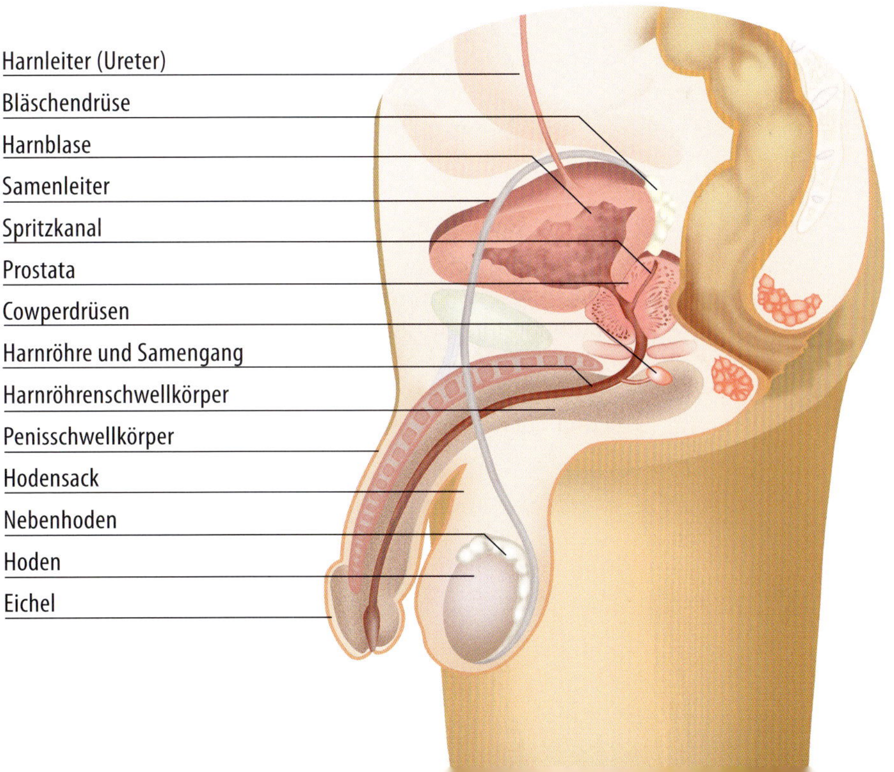

Wie groß ist die Prostata?

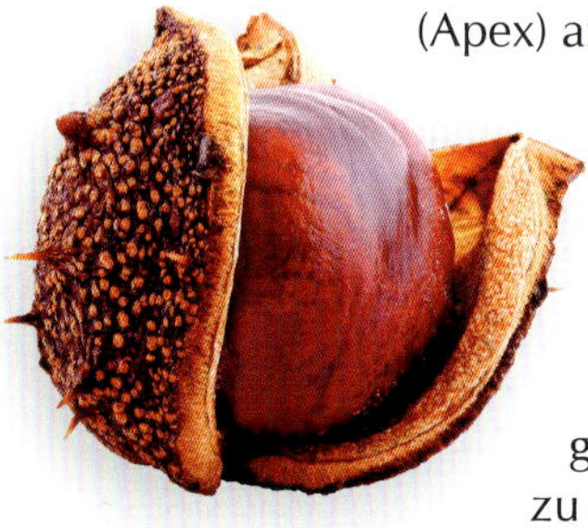

Die Prostata ist ein pyramidenförmiges Organ mit einer Spitze (Apex) am Übergang in die Harnröhre und einer Basis (Übergang in die Harnblase). Das Gewicht der Prostata beträgt beim jungen Erwachsenen etwa 20 g, das entspricht einer Größe von 3 cm Länge, 4 cm Breite und 2 cm Dicke. In Größe und Form ist sie im 30. bis 40. Lebensjahr am ehesten mit einer Kastanie vergleichbar. Ab dem 30. Lebensjahr beginnt sich die Prostata umzubauen und auch langsam zu wachsen. Aus ungeklärten Gründen findet dieses Wachstum vor allem in den inneren Anteilen der Prostata statt, also in jenen Anteilen, die die Harnröhre unmittelbar umschließen. Durchschnittlich nimmt das Prostatavolumen um 0,5 bis 1,0 % pro Jahr zu, beim 50-Jährigen beträgt das Prostatavolumen um die 40 ml, beim 70-Jährigen etwa 50 ml. Wie schon eingangs erwähnt, besteht eine große Varianz hinsichtlich der Prostatagröße, manche Männer entwickeln eine Prostatagröße von über 100 ml, sogar über 200 ml. Die Mechanismen, die zu diesen so unterschiedlichen Prostatagrößen führen, sind weitgehend unbekannt.

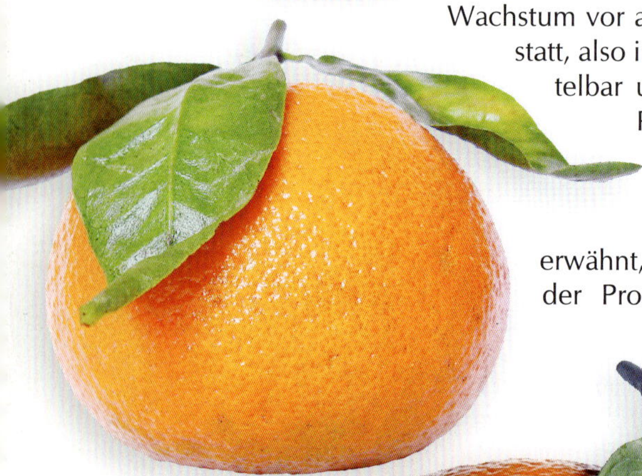

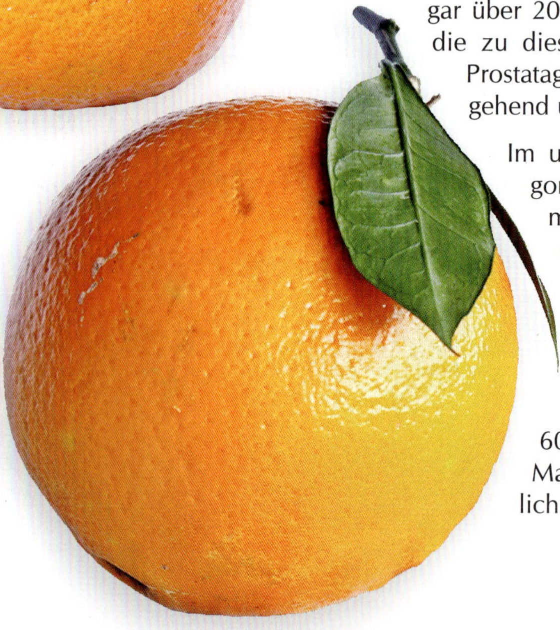

Im urologischen Umgangsjargon wird die Prostatagröße mit verschiedenen Früchten beschrieben: Die relativ kleine Prostata des jungen Mannes wird als kastaniengroß beschrieben, jene leicht vergrößerte eines etwa 60-jährigen Mannes als Mandarine und eine deutlich vergrößerte als Orange.

Warum wächst die Prostata in der zweiten Lebenshälfte?

Es ist nicht genau geklärt, warum die Prostata ab dem 30. Lebensjahr langsam an Größe zunimmt. Zwei wesentliche Risikofaktoren für dieses Wachstum sind aber seit vielen Jahrzehnten bekannt, nämlich das Lebensalter und ein funktionierender Testosteronhaushalt. Testosteron ist das wichtigste männliche Geschlechtshormon und wird zu 95 % im Hoden produziert.

- **Lebensalter**: Die gutartige Vergrößerung der Prostata ist typischerweise eine Erkrankung des Mannes in der zweiten Lebenshälfte.
- **Funktionierender Testosteronhaushalt**: Männer, die vor der Pubertät kastriert wurden (sogenannte Eunuchen), bzw. Männer, die an einem Gendefekt im Testosteronhaushalt leiden, entwickeln eine nur unterentwickelte Prostata, diese Männer haben im Alter nie eine gutartig vergrößerte Prostata und auch nie einen Prostatakrebs. Diese Beobachtungen sprechen eindeutig für die Bedeutung des Testosterons bei der Entwicklung der Prostata, also bei Prostatavergrößerung und auch Prostatakrebs. Die Kenntnis um diese Hormonabhängigkeit macht man sich seit Jahren therapeutisch in der Behandlung der gutartigen Vergrößerung der Prostata (siehe medikamentöse Therapie mit 5-α-Reduktase-Inhibitoren) und auch des fortgeschrittenen Prostatakrebs (siehe Kapitel Prostatakrebs) zunutze.

Interessanterweise korreliert aber beim älteren Mann die Höhe des Testosteronspiegels im Blut nicht mit der Prostatagröße und den Beschwerden beim Wasserlassen, sodass andere Faktoren die Prostatagröße bestimmen. Man nimmt heute an, dass die Prostatagröße durch eine Vielzahl von Faktoren bestimmt wird, dazu zählen Hormone (neben dem Testosteron), Östrogene oder Prolaktin, Wachstumsfaktoren, Entzündungsreaktionen und vieles mehr.

Aufbau und Funktion der Prostata

Die Prostata wird heute nach entwicklungsgeschichtlichen und krankheitsspezifischen Gesichtspunkten in vier Zonen unterteilt, wobei klinisch zwei wichtig sind, nämlich jene, die die Harnröhre umschließt (Transitionalzone), und die äußere Zone (periphere Zone). In der Transitionalzone ensteht primär die gutartige Vergrößerung der Prostata und in der peripheren Zone primär der Prostatakrebs. Daneben existieren noch eine Innenzone und das sogenannte vordere fibromuskuläre Stroma.

Umgeben wird die Prostata von einer derben Organkapsel. An der Spitze der Prostata fixieren zwei Bindegewebezüge diese am Schambein. Diese Organkapsel ist an der Spitze der Prostata am Übergang in die Harnröhre sowie an der Basis am Übergang in die Harnblase nicht nachweisbar.

Die Blutversorgung der Prostata erfolgt im Wesentlichen über die innere Beckenarterie (Arteria iliaca interna), die die Nervenversorgung über Sympathikus und Parasympathikus innerviert. An der Seitenfläche der Prostata verlaufen Nervenstränge, welche für die Potenzfunktion wichtig sind.

Die Prostata ist eine exokrine Drüse mit Ausführungsgängen in die Harnröhre. Die Prostata besteht, wie erwähnt, aus circa 30 bis 50 Einzeldrüsen, die ein Sekret produzieren, das beim Samenerguss in die Harnröhre abgegeben wird und sich dort mit den Spermien vermischt. Die Ausführungsgänge (Ductuli prostatici) der Prostatadrüsen münden im Sinus prostaticus beidseits des Samenhügels (Colliculus seminalis) in die Harnröhre. Das Sekret macht etwa 30 % des Ejakulates aus, die restlichen 70 % bilden die Samenzellen aus dem Hoden sowie das Sekret der Bulbourethraldrüsen sowie der Samenblasen. Die Funktion der Prostata wird entscheidend über das Hormon Testosteron reguliert.

Das Sekret der Prostata ist leicht sauer (pH-Wert etwa 6,4), dünnflüssig und trübe und gibt dem Sperma den charakteristischen Geruch. Das Sekret enthält zahlreiche Enzyme, die die Spermien für die Befruchtung benötigen. Da die Scheide zum Schutz vor Infektionen ein saueres Milieu hat, erhöht das Prostatasekret mit seinem pH-Wert die Überlebenschancen der Spermien.

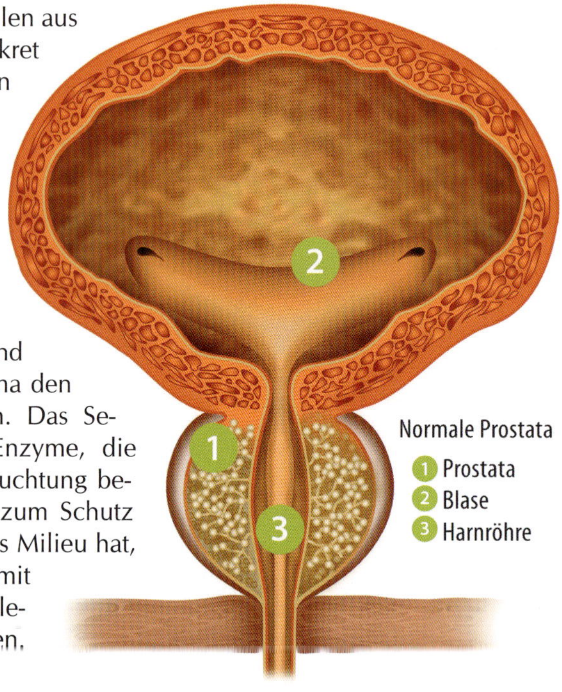

Zum anderen enthält das Prostatasekret eine Substanz („Spermin"), welche bewegungsauslösend für Spermien wirkt. Des Weiteren wird von den Epithelzellen der Prostata das Enzym Prostata-Spezifisches Antigen (PSA) produziert (siehe auch Kapitel „Prostatakarzinom"). Dieses Enzym macht das Ejakulat dünnflüssiger. PSA wird seit über zwanzig Jahren in der Diagnose, der Therapieplanung und der Therapieüberwachung von Patienten mit einem Prostatakarzinom eingesetzt.

Salopp formuliert ist die Prostata für die männliche Fruchtbarkeit notwendig, nach Abschluss der Familienplanung ist das Organ weitgehend „überflüssig".

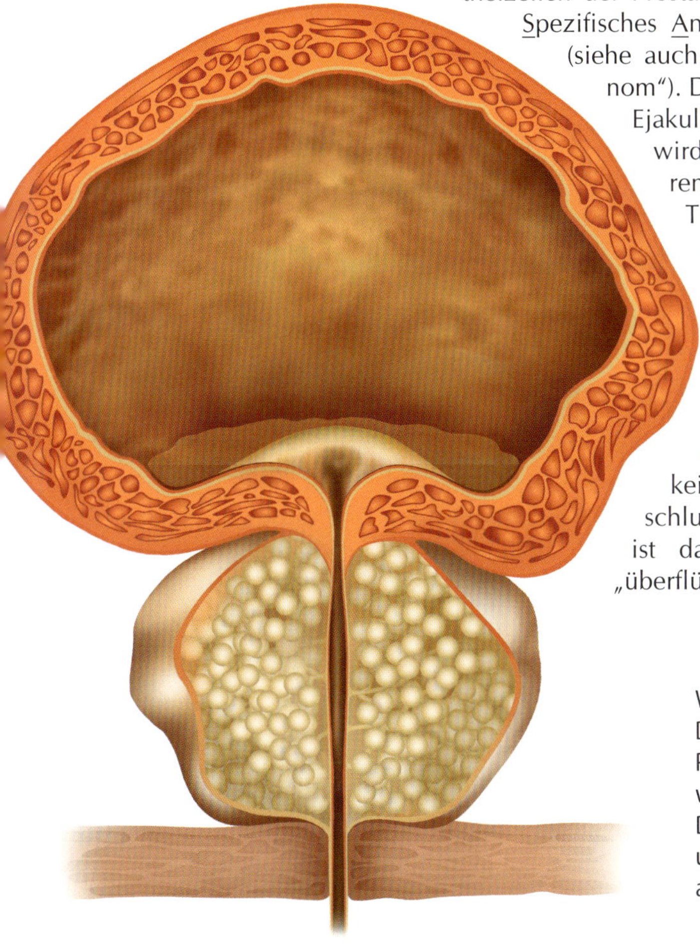

Vergrößerte Prostata
Das Drüsengewebe der Prostata ist gewuchert und verengt die Harnröhre. Folge: Der Urin kann nicht mehr ungehindert aus der Blase abfließen.

Der männliche G-Punkt

Die Prostata gilt als männlicher G-Punkt. Durch sexuelle Stimulation kann ein Orgasmus herbeigeführt werden, der sich vom phallisch generierten Orgasmus deutlich unterscheidet. Vergleichbar ist dieser Unterschied beim

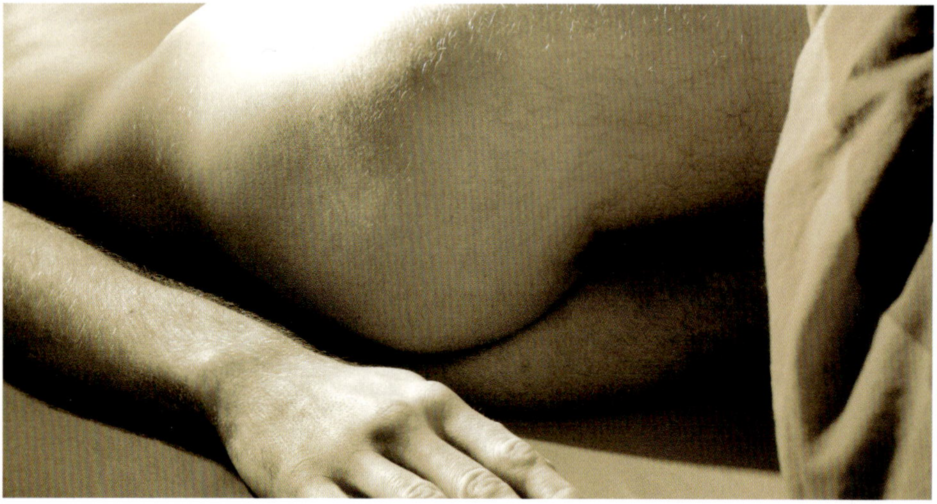

Mann mit dem Unterschied zwischen vaginal und klitoral hervorgerufenem Orgasmus bei der Frau. Allerdings wird die Prostata beim Mann, genau wie der G-Punkt bei der Frau, erst ab einem gewissen Erregungsgrad als erogene Zone aktiv. Während die sexuelle Erregbarkeit der Prostata im westlichen Kulturkreis noch weitgehend unbekannt ist, ist sie in der Traditionellen Chinesischen Medizin, im Tantrismus und in anderen östlichen Lehren seit Jahrtausenden bekannt.

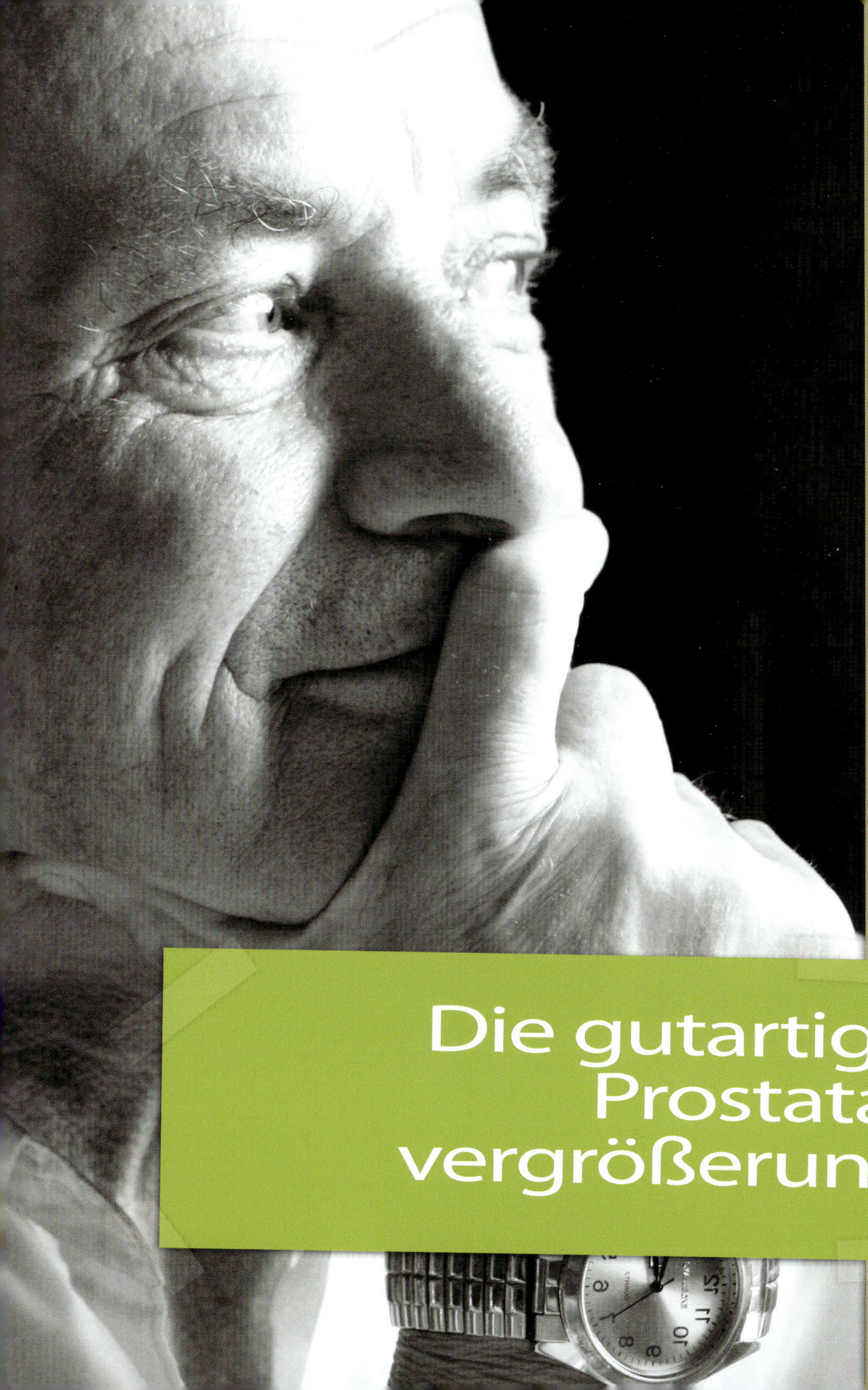

Die gutartige Prostata-vergrößerung

Die gutartige Prostatavergrößerung

Basiswissen

Prostataentwicklung und gutartige Prostatavergrößerung

Die Vorsteherdrüse (Prostata) ist Teil der männlichen Geschlechtsorgane und unterliegt einer Reifungs- und Wachstumsphase während der Pubertät. Während dieser Entwicklung vergrößert sich die Prostata von etwa 1 cm^3 auf etwa 20 bis 25 cm^3. Bei der Größenbetrachtung der Prostata ist zu berücksichtigen, dass 1 cm^3 Prostatavolumen 1 ml entspricht und 1 cm^3 Prostatagewebe ein Gewicht von 1 g hat; somit ist 1 cm^3 = 1 ml = 1 g. Die Prostatagröße beim jungen erwachsenen, gesunden Mann hat eine Größe vergleichbar mit einer Mandarine oder einem Golfball. Es sei aber darauf hingewiesen, dass beim

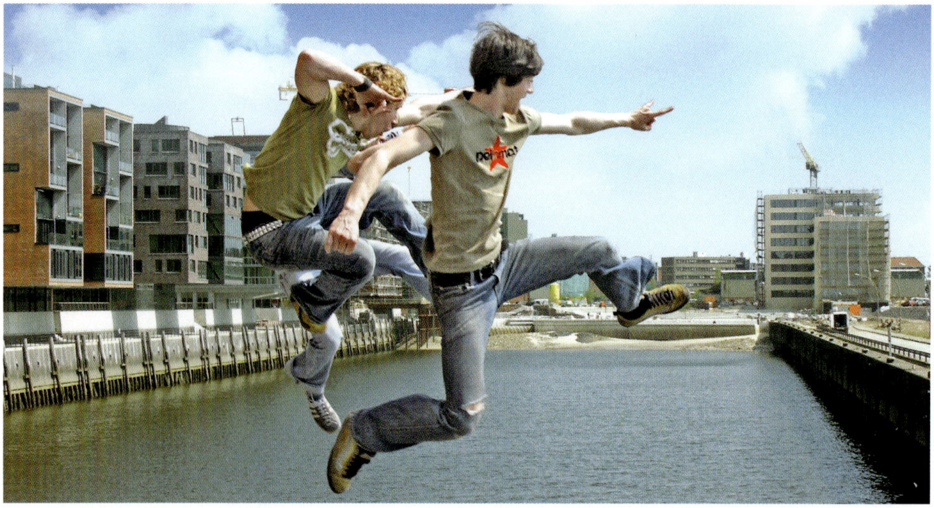

Einzelnen die Prostatagröße von der Richtgröße 20 bis 25 cm^3 abweichen kann. So zeigten Prostatauntersuchungen, dass einzelne junge erwachsene Männer nur eine Prostatagröße von etwa 10 cm^3, während andere eine Prostatagröße von bis 40 cm^3 haben, ohne dass bei diesen Abweichungen vom durchschnittlichen Volumen eine krankhafte Entwicklung vorgelegen hätte oder Hinweise auf eine gestörte Befruchtungsfunktion bestanden. Das Prostatawachstum in der Pubertät ist als normal anzusehen, dient der Entwicklung der Geschlechtsreife und Befruchtungsfunktion (siehe Kapitel „Was ist die Prostata?") und wird durch männliche Geschlechtshormone (Androgene) gesteuert.

Dreidimensionale Darstellung der Prostata mit den einzelnen Prostatazonen

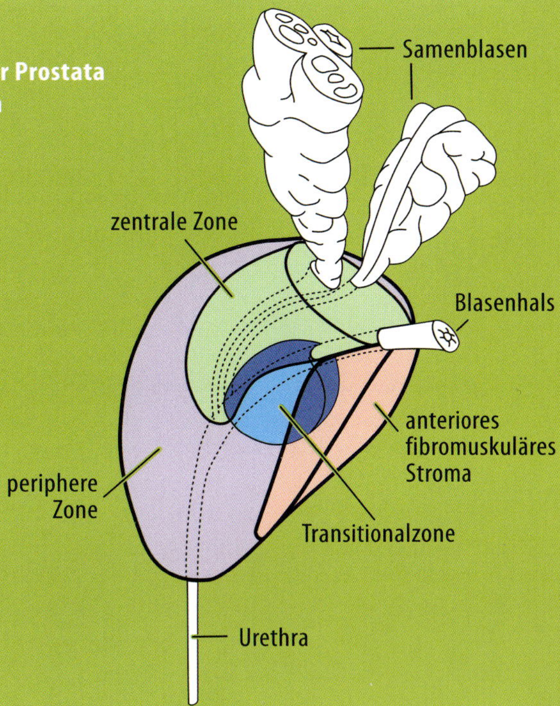

Die benigne Prostatavergrößerung entsteht in der Übergangszone (Transitionalzone), die zwischen dem Samenhügel und Blasenhals liegt und die Harnröhre umschließt (Abbildung modifiziert nach Campbell Urology, Saunder-Elsevier Verlag 2006).

Auch wenn die Prostata von Außen wie ein einzelnes rundliches und homogen aufgebautes Organ erscheint, konnten Untersuchungen am Mikroskop zeigen, dass vier Bereiche innerhalb der Prostata abgegrenzt werden können (siehe Abbildung), in denen einzelne Bereiche bevorzugt von Erkrankungen, die in diesem und anderen Kapiteln dieses Buches besprochen werden, betroffen sind. Aufgrund von unterschiedlichen Drüsengruppen lassen sich innerhalb der Prostata eines jungen gesunden Mannes die folgenden Zonen mit den anteiligen Größenverhältnissen unterscheiden:

	Zone	Anteilige Größe	Krankheit
1	Vordere Zone (anteriores fibromuskuläres Stroma)	ca. 33 %	nicht bekannt
2	Zentrale Zone	ca. 13 %	gelegentlich gutartige Prostatavergrößerung oder Prostatakrebs
3	Periphere Zone	ca. 50 %	Prostatakrebs oder Prostataentzündung
4	Übergangszone (Transitionalzone)	ca. 4 %	gutartige Prostatavergrößerung, selten Prostatakrebs

Bei der gutartigen Prostatavergrößerung handelt es sich um eine mit knotigem Umbau einhergehende Vergrößerung der Übergangszone, die nicht – wie der Name Prostatavergrößerung suggeriert – durch eine Vergrößerung der Prostatazellen, sondern durch eine gutartige Zellvermehrung (benigne Prostatahyperplasie, BPH) hervorgerufen wird, die sekundär in einer Vergrößerung der Übergangszone und letztlich in einer Vergrößerung der gesamten Prostata resultiert. Eine Prostata von 40 cm^3 ist eindeutig vergrößert und lässt sich nicht mehr durch die variable Prostatagröße bei jungen Erwachsenen erklären. Während die anteilige Größe der Übergangszone beim jungen erwachsenen Mann noch etwa 4 % betrug, steigt die anteilige Größe beim Mann, der von einer BPH betroffenen ist, an und kann bis zu 90 % der Prostata ausmachen. So kann die Prostata eine Größe von mehreren 100 cm^3 erreichen. Bei Reihenuntersuchungen älterer Männer hatte die Prostata hingegen eine durchschnittliche Größe von 50 bis 60 cm^3. Im Gegensatz zum Prostatakrebs kommt es bei der gutartigen Zellvermehrung nicht zu einem unkontrollierten aggressiven Zellwachstum, Eindringen in benachbarte Organe oder Streuung von Zellen (Metastasierung), sondern nur zum verdrängenden Wachstum von Zellen innerhalb der Übergangszone der Prostata mit sekundärer Harnröhreneinengung. Vom gutartigen Wachstum der Prostatazellen innerhalb der Übergangszone sind alle Arten der in diesem Bereich liegenden Zellen betroffen, nämlich Drüsen-, Bindegewebs- und Muskelzellen. Die genauen Ursachen der BPH sind trotz intensiver Forschung bisher ungeklärt; wahrscheinlich entsteht aber die BPH durch den auch nach der Pubertät weiter bestehenden Einfluss männlicher Geschlechtshormone (Androgene und hier speziell das Testosteron) auf die Prostatazellen.

Untersuchungen an großen Gruppen erwachsener Männer zeigten, dass die Wahrscheinlichkeit für eine gutartige Prostatazellvermehrung (BPH) und Prostatavergrößerung mit dem Alter zunimmt. Die feingeweblichen Veränderungen einer BPH haben

- weniger als 10 % der Männer im Alter zwischen 31 und 40 Jahren,
- 20 % der Männer zwischen 41 und 50 Jahren,
- 40 % der Männer zwischen 51 und 60 Jahren,
- 70 % der Männer zwischen 61 und 70 Jahren,
- 80 % der Männer zwischen 71 und 80 Jahren und
- über 90 % der Männer zwischen 81 und 90 Jahren (siehe Abbildung).

Wahrscheinlichkeit für das Vorliegen einer gutartigen Prostatazellvermehrung in den verschiedenen Altersgruppen von Männern

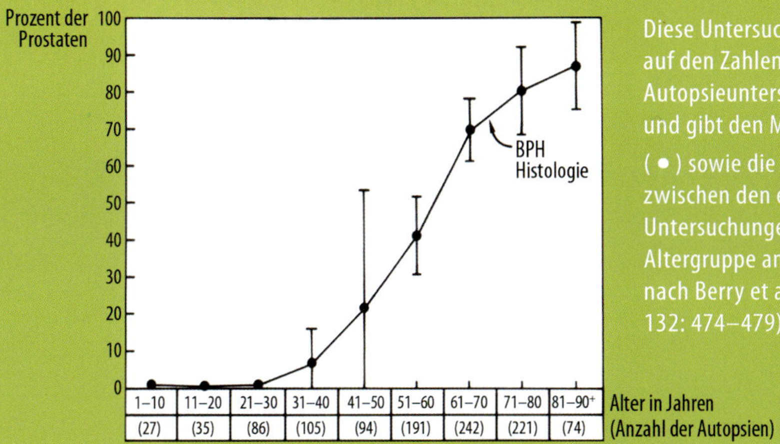

Diese Untersuchung basiert auf den Zahlen von mehreren Autopsieuntersuchungen und gibt den Mittelwert (•) sowie die Spannbreite zwischen den einzelnen Untersuchungen in jeder Altergruppe an (modifiziert nach Berry et al. J Urol 1984; 132: 474–479).

Aus diesen Zahlen wird ersichtlich, dass nahezu jeder Mann von den feingeweblichen Veränderungen einer BPH betroffen sein wird, wenn er nur alt genug werden würde. Allerdings wird aus diesen Zahlen auch deutlich, dass es sich bei der BPH möglicherweise nicht um eine Krankheit, sondern nur um einen normalen Alterungsprozess der Prostata handelt. Somit haben der Nachweis einer BPH und die isolierte Prostatavergrößerung selbst keinen Krankheitswert. Es besteht beim Mann, der Veränderungen der Prostatazellen im Sinne einer der BPH hat, erst dann eine Krankheit, wenn lästige Symptome oder eine relevante Harnröhreneinengung hinzukommen. Die im Folgenden dargestellten Tatsachen zu Symptomen und zur Einengung der prostatischen Harnröhre sind für das Verständnis des Krankheitsbildes wichtig.

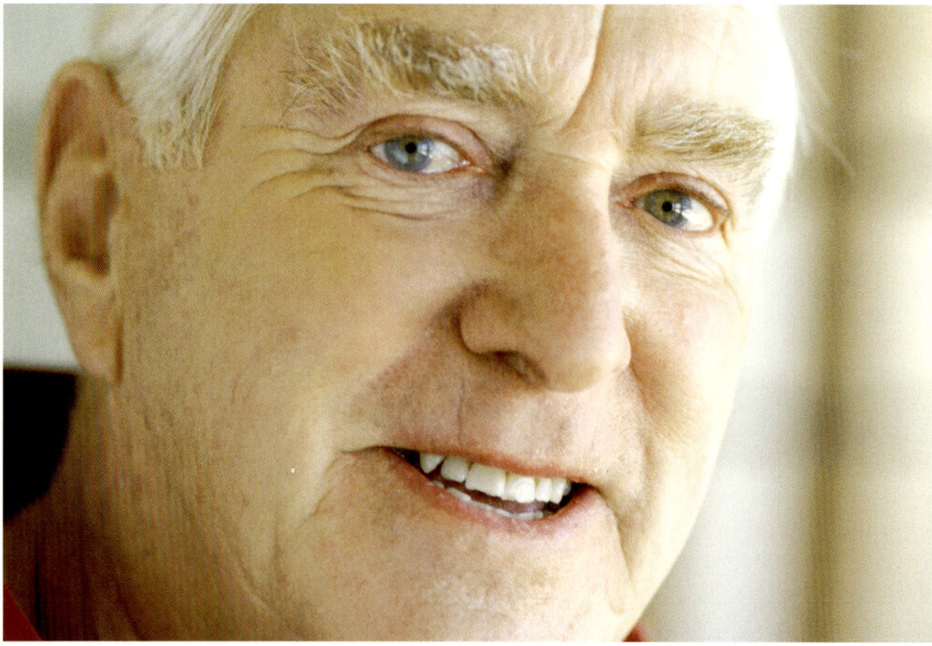

Symptome des unteren Harntraktes

Symptome während der Urinspeicherung (sogenannte Speichersymptome oder irritative Symptome), Blasenentleerung (sogenannte Entleerungssymptome oder obstruktive Symptome) oder nach der Blasenentleerung werden neuerdings als „Symptome des unteren Harntraktes" (Lower Urinary Tract

Symptoms, LUTS) zusammengefasst. Ähnlich zur benignen Prostatahyperplasie (BPH) und benignen Prostatavergrößerung entwickeln sich die Symptome schleichend und nehmen mit dem Alter des Mannes an Häufigkeit und Intensität zu. „Symptome des unteren Harntraktes" bestehen aus den folgenden Teilkomponenten und Einzelsymptomen:

Symptome des unteren Harntraktes (LUTS)		
Symptome bei der Urinspeicherung	Symptome bei der Blasenentleerung	Symptome nach der Blasenentleerung
■ Vermehrtes Wasserlassen am Tag (Pollakisurie) ■ Vermehrtes Wasserlassen während der Nacht (Nykturie) ■ Vermehrter Harndrang, Harndrangsymptomatik ■ Unfreiwilliger Urinverlust mit Harndrang (Dranginkontinenz)	■ Startverzögerung ■ Schwacher Harnstrahl ■ Unterbrochener Harnstrahl ■ Pressen zum Wasserlassen ■ Gespaltener Harnstrahl (Palmurie) ■ Tröpfelnder Harnstrahl am Ende der Blasenentleerung	■ Gefühl der unvollständigen Blasenentleerung (Restharngefühl) ■ Nachträufeln

Üblicherweise berichtet der Mann mit „Symptomen des unteren Harntraktes" über mehrere gleichzeitig vorhandene Speicher- und Entleerungssymptome oder Symptome nach der Blasenentleerung, wenngleich aber der Stellenwert der Speichersymptome (irritative Symptome) für den Betroffenen höher ist als die Symptome bei oder nach der Blasenentleerung. Die Speichersymptome treten bei etwa jedem zweiten Mann mit „Symptomen des unteren Harntraktes" auf, sind lästig und verursachen Leidensdruck, der den Mann dann veranlasst, einen Arzt aufzusuchen. So können ein vermehrt auftretender und starker Harndrang und häufiges Wasserlassen (Pollakisurie) den Mann von seinen gewohnten täglichen Aktivitäten abhalten und dazu zwingen, sich stets in der Nähe einer Toilette aufzuhalten. Aus dieser Schilderung wird deutlich, dass Männer mit einem häufigen Harndrang gelegentlich nur noch mit Mühe ihren Beruf ausüben können, insbesondere wenn sie ihre Tätigkeiten nur schwer unterbrechen können, wie z.B. bei Fernfahrern, Taxifahrern oder Lehrern. Wenn mit dem gesteigerten Harndranggefühl auch noch ein unfreiwilliger Urinverlust hinzukommt (Dranginkontinenz) und die Kontrolle über die Blasenentleerung verloren geht, führen diese Symptome zur sichtbar durchfeuchteten Wäsche, zum Tragen von Windeln und häufig auch zur sozialen Isolation. Es wurde bei Untersuchungen gezeigt, dass die Lebensqualitätseinschränkung der von einer Dranginkontinenz betroffenen Männer ausgeprägter ist als bei einem Tumorleiden, Herzpatienten oder einer schlecht eingestellten Zuckerkrankheit. Das nächtliche Wasserlassen (Nykturie) führt häufig zur Verkürzung der erholsamen Schlafperiode und Müdigkeit während des Tages. Es wurde belegt, dass das nächtliche Wasserlassen beim berufstätigen Mann vermehrt zu Krankschreibungen und Abwesenheit am Arbeitsplatz führt. Der nächtliche Toilettengang ist auch mit einer erhöhten Fallneigung und Knochenbrüchen vergesellschaftet, die dann vermehrt Krankenhausbehandlungen notwendig machen. Knochenbrüche insbesondere der unteren Extremitäten (Beine, Becken) zwingen den Mann, zeitweise bettlägerig zu sein, was zu Thrombosen (Blutgerinnseln in den Beinvenen) oder Embolien (Abströmen der Blutgerinnsel und Einschwämmen in die Lunge) führen kann, die nicht selten tödlich enden. So kann die gutartige Prostatavergrößerung, die selbst oft nur lästige Symptome verursacht, bei einzelnen Betroffenen auch einmal tödlich enden.

Harnröhreneinengung durch gutartige Prostatavergrößerung

Die Einengung (Obstruktion) der Harnröhre, die durch das Innere der Prostata vom Blasenhals zum Beckenboden zieht, wird durch das gutartige Zellwachstum und durch die Vergrößerung der Übergangszone der Prostata verursacht. Je größer die Prostata ist, desto höher wird die Wahrscheinlichkeit für eine Obstruktion. Durch die Harnröhreneinengung entsteht ein erhöhter Widerstand im Harnabflusstrakt, der für die Entleerungssymptome (obstruktive Symptome) verantwortlich ist. Klinische Zeichen, die mit einer Einengung der Harnröhre einhergehen, sind Startverzögerung, schwacher Harnstrahl, Pressen zum Wasserlassen etc. (siehe Tabelle mit Symptomen bei der Blasenspeicherung auf Seite 23). So muss der Blasenmuskel stets eine erhöhte Kraft entwickeln, um den steigenden Harnröhrenwiderstand zu überwinden. Die vermehrt notwendige Kraft zur Überwindung des Harnröhrenwiderstandes wird durch eine Muskelverdickung in der Harnblasenwand bereitgestellt. Mit den bei Obstruktion einhergehenden Veränderungen der Blasenwand können Blasenspeichersymptome entstehen, die häufig auf ein unkontrolliertes

Zusammenziehen des Blasenmuskels in der Urinspeicherphase zurückzuführen sind. Kommt es während der Urinspeicherung zum unwillkürlichen Zusammenziehen des Blasenmuskels, entsteht ein Druckanstieg in der Harnblase, der zum Harndrang und zur Blasenentleerung führt. So lassen sich die irritativen Symptome (siehe Tabelle Seite 23 mit Symptomen bei der Urinspeicherung) und insbesondere der vermehrt auftretende starke Harndrang am Tag (Pollakisurie) und während der Nacht (Nykturie) erklären. Wird der Harndrang ignoriert, steigt der Blaseninnendruck weiter an und wird die Toilette nicht früh genug aufgesucht oder erreicht, entleert sich Urin ungewollt über die Harnröhre nach außen (Dranginkontinenz).

Komplikationen bei Harnröhreneinengung

Entsteht ein Missverhältnis zwischen der beim Wasserlassen erforderlichen Kraft des Blasenmuskels und dem Widerstand in der Harnröhre, entwickelt sich eine unvollständige Blasenentleerung. Urin, der nach dem Wasserlassen in der Harnblase verbleibt, wird als Restharn bezeichnet. Bei einigen Männern kann der Widerstand in der Harnröhre so groß werden, dass ein Wasserlassen gar nicht mehr möglich ist und sich ein äußerst schmerzhafter Harnverhalt entwickelt. Neben der Restharnbildung und dem Harnverhalt gehören die folgenden Komplikationen zur Einengung der Harnröhre bei benigner Prostatavergrößerung:

- **Aussackung der Harnblasenwand:** Die sogenannte Blasendivertikel entstehen durch erhöhte Blasendrücke, die erforderlich sind, um den über Jahre steigenden Widerstand in der Harnröhre zu überwinden. Obwohl es sich bei dem erhöhten Blasendrücken um einen notwendigen Anpassungsmechanismus bei Harnröhreneinengung handelt, können große Blasendivertikel zu großen Problemen bei der Blasenentleerung führen. Dabei stülpen sich Blasenschleimhautanteile durch Lücken des Blasenmuskels und bilden Räume außerhalb der Harnblase, in die Urin beim Wasserlassen gepresst wird und in denen Urin auch nach dem Wasserlassen verbleiben kann.
- **Blasensteine:** Infolge der Restharnbildung kristallisieren sich Salze, die über die Nieren im Urin ausgeschieden werden, zu Steinen, die bei unvollständiger Blasenentleerung in der Harnblase verbleiben können. Blasensteine führen zum Harnstottern, wenn sich die Blasensteine vor den Blasenhals legen, Blutungen der Blasenschleimhaut bei Verletzung von Blasengefäßen und Infektion des Urins bei bakterieller Besiedlung der Steine.

- **Zurückfließen des Urins von der Harnblase zu den Nieren (sogenannter Reflux):** Üblicherweise fließt Urin nur von den Nieren in Richtung Harnblase, was durch einen Ventilmechanismus der Harnleiter in der Harnblasenwand sichergestellt wird. Durch die erforderlich werdenden erhöhten Blasendrücke während des Wasserlassens bei Männern mit einer Harnröhreneinengung kann dieser Ventilmechanismus in der Blasenwand zerstört werden, was zum Zurückfließen des Urins von der Harnblase zu den Nieren führt. Der Reflux kann zur Druckschädigung der Nieren führen und zur Restharnbildung beitragen.
- **Harnstauungsnieren und Nierenfunktionsverlust:** Bei erhöhtem Blasendrücken und Verdickung der Harnblasenwand durch vermehrten Kraftaufwand bei der Blasenentleerung kann es zur Abflussbehinderung des Urins aus den Nieren zur Harnblase kommen. Es bleibt folglich Urin in den Hohlsystemen der Nieren und Harnleiter stehen, was zur Druckschädigung der Nieren und zum Nierenfunktionsverlust führen kann. Bestehen die Harnstauungsnieren noch nicht lange, ist der Nierenfunktionsverlust noch umkehrbar; bestehen jedoch Harnstauungsnieren lange, ist der Nierenfunktionsverlust unumkehrbar, so dass in diesen Fällen eine regelmäßige Blutwäsche (Dialyse) erforderlich wird.

Verhältnisse zwischen Prostatavergrößerung, Symptomen und Harnröhreneinengung

Es ist keinesfalls so, dass jeder Mann, der innerhalb der Übergangszone der Prostata die Zellveränderungen im Sinne einer benignen Prostatahyperplasie hat, auch unbedingt eine Prostatavergrößerung, Symptome oder eine Einengung der prostatischen Harnröhre entwickeln muss. Es wird davon ausgegangen, dass nur etwa jeder zweite bis dritte Mann mit den feingeweblichen Veränderungen im Sinne einer BPH auch eine tast- oder mit dem Ultraschallgerät messbare Prostatavergrößerung entwickelt. Auch nur etwa jeder zweite Mann mit „Symptomen des unteren Harntraktes" hat eine nachweisbare Harnröhreneinengung. Insgesamt bestehen nur sehr inkonsistente Wechselwirkungen zwischen den Hauptkomponenten der BPH, die sich zwar überlappen, aber auch einzeln auftreten können (siehe Abbildung auf Seite 27). Deshalb wird die wechselhafte Ausprägung der drei Hauptkomponenten der BPH auch als benignes Prostatasyndrom oder BPS bezeichnet.

Schematische Darstellung der wechselhaften Ausprägung zwischen gutartiger Prostatavergrößerung, Symptomen und Harnröhreneinengung

Aus diesem Diagramm wird ersichtlich, dass beim Einzelnen nicht immer alle Komponenten vorhanden sein müssen. Das Ringdiagramm basiert auf den Arbeiten von Tage Hald (Prostate Suppl 1989; 2: 69–77). Die wechselhaften Ausprägungen werden neuerdings als sogenanntes Benignes Prostatasyndrom (BPS) bezeichnet.

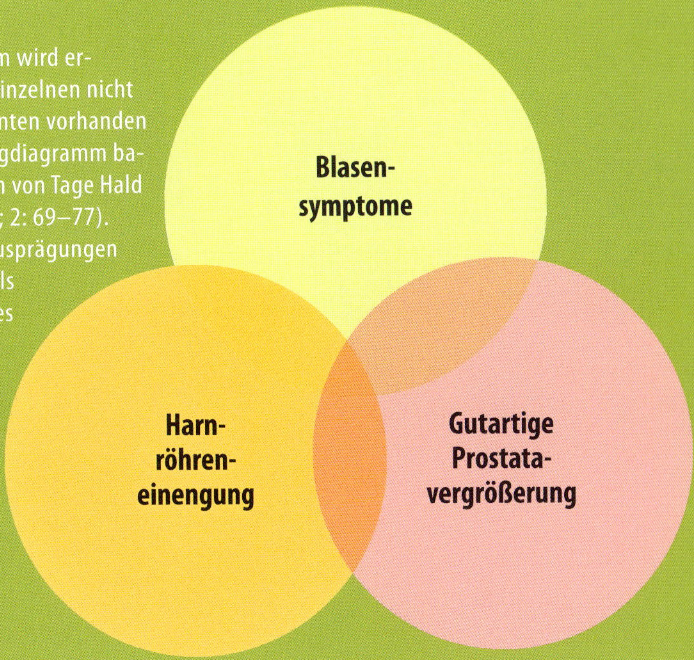

Es ist unzulässig, von einer Komponente des BPS auf eine andere Komponente zu schließen. So kann ein Mann mit einer gutartigen Prostatavergrößerung Symptome haben, ohne dass gleichzeitig eine Harnröhreneinengung besteht. Auch kann isoliert nur eine Prostatavergrößerung bestehen, die ohne Symptome oder Harnröhreneinengung einhergeht; diese Konstellation bleibt normalerweise unentdeckt oder wird nur zufällig während einer Prostatakrebsvorsorgeuntersuchung (siehe Seite 52) entdeckt. Auch können nur Symptome vorliegen, ohne dass gleichzeitig eine Prostatavergrößerung nachgewiesen werden kann. Allerdings ist es auch möglich, dass alle drei Komponenten der BPH gleichzeitig vorliegen. Da also nur sehr inkonsistente Beziehungen zwischen Prostatavergrößerung, Harnröhreneinengung und Symptomen bestehen, müssen folglich bei jedem einzelnen Mann die einzelnen Komponenten

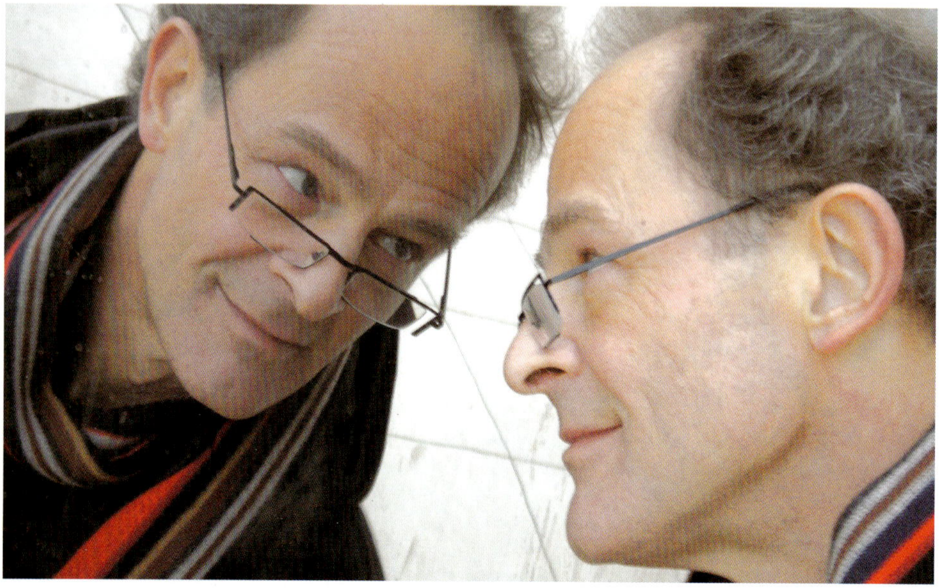

dieser gutartigen Prostataerkrankung während der ärztlichen Untersuchung überprüft werden, so dass letztendlich aufgrund des Vorliegens und der Ausprägung der einzelnen Komponenten eine individuelle Therapie geplant werden muss. Dem Mann wird eine ärztliche Abklärung dann empfohlen, wenn Blasensymptome vorliegen, die lästig sind und zum Leidensdruck führen. Sichtbares Blut im Urin sollte hingegen jeden Mann veranlassen, unverzüglich einen Arzt aufzusuchen! Eine gutartige Prostatavergrößerung oder Harnröhreneinengung kann der Mann selbst nicht bemerken und nur vom Arzt nachgewiesen werden.

Spezialwissen für betroffene Männer

Die ärztliche Untersuchung bei gutartiger Prostatavergrößerung

Urologen (griech.: die über den Urin reden) sind die ärztliche Berufsgruppe, die sich mit den Problemen einer gutartiger Prostatavergrößerung, „Symptomen des unteren Harntraktes" und Harnröhreneinengung beschäftigen. Urologen folgen bei der Abklärung den von der Fachgruppe definierten, wissenschaftlich anerkannten Untersuchungen mit definierten Testverfahren, die in den sogenannten „Leitlinien zur Diagnostik der gutartigen Prostataerkrankungen" festgelegt wurden. Die Basisdiagnostik wird bei allen Männern angewandt, während die Zusatzdiagnostik nur bei ausgewählten Männern erfolgt, die eine weiterführende Abklärung bei unklaren Befunden während der Basisdiagnostik benötigen. Bei der urologischen Untersuchung werden die folgenden Testverfahren angewandt:

Basisdiagnostik	Zusatzdiagnostik
■ Patientengespräch (sogen. Anamnese) ■ Quantifizierung von Symptomen und des Leidensdruckes (z.B. mit dem IPSS-Fragebogen) ■ Körperliche Untersuchung mit Tastuntersuchung der Prostata ■ Urinanalyse ■ Blutanalyse (mit Bestimmung der Nierenwerte und des PSA) ■ Harnstrahlmessung (sogen. Uroflowmetrie) ■ Ultraschalluntersuchung der Blase, Nieren und Prostata sowie Restharnmessung	■ Blasenprotokoll ■ Ultraschalluntersuchung der Blasenwand zur Bestimmung der Blasenwanddicke ■ Röntgen-Kontrastmitteluntersuchung der Nieren und der Harnblase (sogen. Ausscheidungsurographie) ■ Blasendruckmessung (sogen. Urodynamik) ■ Röntgenuntersuchung der Harnröhre (sogen. Urethrographie) ■ Harnröhren-Blasenspiegelung

Erfassung und Quantifizierung von Symptomen mittels Fragebögen

Fragebögen werden gerne vom Arzt verwendet, um Symptome bei der Urinspeicherung und Blasenentleerung sowie die Ausprägung der Symptome zu bestimmen. Fragebögen eignen sich nicht, um die Diagnose „benigne Prostatavergrößerung" zu stellen, sondern dienen der Bewertung der Symptomatik vor, während oder nach einer Behandlung. Es wurden verschiedene Fragebögen entwickelt, von denen der sogenannte Internationale Prostatasymptomenscore (IPSS) aufgrund der Einfachheit beim Ausfüllen und Auswerten die größte Popularität erreicht hat. Sie können diesen Fragebogen nachfolgend selbst einmal beantworten und somit Ihre eigenen Symptome beurteilen.

IPSS-Symptomfragen						
Alle Angaben beziehen sich auf die letzten vier Wochen Bitte ankreuzen:	Niemals	Seltener als in einem von fünf Fällen (< 20 %)	Seltener als in der Hälfte der Fälle	Ungefähr in der Hälfte der Fälle (ca. 50 %)	In mehr als der Hälfte aller Fälle	Fast immer
1. Wie oft hatten Sie das Gefühl, dass Ihre Blase nach dem Wasserlassen nicht ganz entleert war?	0	1	2	3	4	5
2. Wie oft mussten Sie innerhalb von zwei Stunden ein zweites Mal Wasser lassen?	0	1	2	3	4	5
3. Wie oft mussten Sie beim Wasserlassen mehrmals aufhören und wieder neu beginnen (Harnstottern)?	0	1	2	3	4	5
4. Wie oft hatten Sie Schwierigkeiten, das Wasserlassen hinauszuzögern?	0	1	2	3	4	5
5. Wie oft hatten Sie einen schwachen Strahl beim Wasserlassen?	0	1	2	3	4	5
6. Wie oft mussten Sie pressen oder sich anstrengen, um mit dem Wasserlassen zu beginnen?	0	1	2	3	4	5
7. Wie oft sind Sie im Durchschnitt nachts aufgestanden, um Wasser zu lassen?	0 niemals	1 einmal	2 zweimal	3 dreimal	4 viermal	5 fünfmal oder mehr
Symptomsumme =						

Lebensqualitätsindex							
Bitte ankreuzen:	Ausgezeichnet	Zufrieden	Überwiegend zufrieden	Gemischt (teils zufrieden, teils unzufrieden)	Überwiegend unzufrieden	Unglücklich	Sehr schlecht
Wie würden Sie sich fühlen, wenn sich Ihre Symptome beim Wasserlassen künftig nicht mehr ändern würden?	0	1	2	3	4	5	6
Lebensqualität =							

Fragebogen zur Erfassung und mengenmäßigen Bewertung von Blasensymptomen

Der IPSS-Fragebogen beinhaltet sieben Fragen zu Blasensymptomen und eine Frage zur Lebensqualität (= Leidensdruck bei Vorliegen der Symptome). Der Fragebogen soll selbstständig vom Patienten ausgefüllt werden und bezieht sich auf die Symptome, die der Mann innerhalb der letzten vier Wochen verspürt hat. Jede der sieben Fragen zu den Blasensymptomen hat sechs Antwortmöglichkeiten, für die zwischen 0 und 5 Punkte vergeben werden. Es ist zu beachten, dass es keine richtigen oder falschen Antworten gibt, sondern lediglich die Symptome bezüglich ihrer Anwesenheit und Ausprägung erfragt werden. Bei den sieben Fragen zu den Symptomen können als minimale Antwortmöglichkeit 0 Punkte und als maximale Antwortmöglichkeit 35 Punkte erreicht werden. Die Bewertung erfolgt durch die erreichte Punktzahl:

- eine milde Symptomatik besteht bei 1 bis 7 Punkten,
- eine mittelmäßige (moderate) Symptomatik bei 8 bis 19 Punkten und
- eine schwere Symptomatik bei 20 bis 35 Punkten.

Des Weiteren kann auch eine Beurteilung der irritativen (Fragen 2, 4 und 7) und obstruktiven Symptome (Fragen 1, 3, 5 und 6) vorgenommen werden.

Die achte Frage zur Lebensqualität ist gesondert von den ersten sieben Symptomfragen zu bewerten. Die Lebensqualitätsfrage soll die Einstellung des Mannes zu seinen Symptomen bewerten und fragt, wie sich der Betroffenen fühlen würde, wenn die Symptome unbehandelt bis zum Lebensende bestünden. Es stehen bei dieser Frage sieben Antwortmöglichkeiten zur Verfügung, die von „ausgezeichnet“ (Antwort 0) bis „sehr schlecht“ (Antwort 6) reichen. Ein größerer Leidensdruck, üblicherweise bei Antworten 4 bis 6, sollte zur aktiven ärztlichen Behandlung der Symptome führen.

Im Therapieverlauf verspürt der Mann normalerweise dann eine Verbesserung seiner Symptome, wenn es zur Verminderung von mindestens drei Punkten auf dem IPSS-Fragebogen gekommen ist. Bei Vorliegen einer solchen Verbesserung kommt es normalerweise auch zur Verbesserung der Lebensqualität bzw. Verminderung des Leidensdruckes, was sich in der Verbesserung der Lebensqualitätsfrage (Frage 8) von höheren zu niedrigeren Zahlenwerten äußert. Umgekehrt verspürt der Mann dann eine Verschlechterung seiner Symptome, wenn es zum Anstieg von mindestens drei Punkten gekommen ist, was sich normalerweise auch im Anstieg der Lebensqualitätsfrage (Frage 8) des Fragebogens von niedrigen zu höheren Zahlenwerten widerspiegelt.

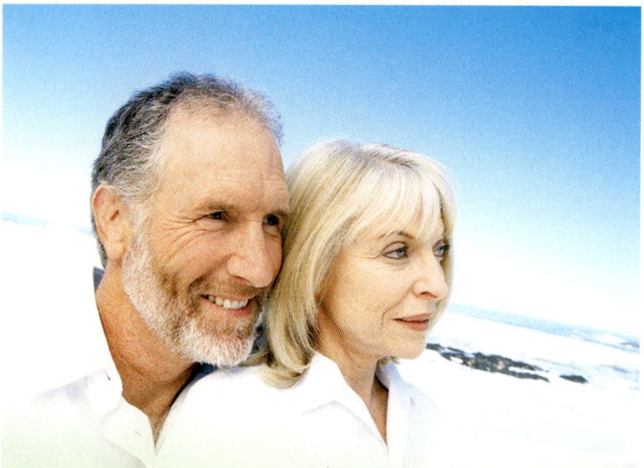

Ziele der ärztlichen Untersuchung

Der Urologe verfolgt mit seiner Untersuchung und mit den in der Tabelle genannten Testverfahren die nachstehend definierten Ziele. Es ist zu beachten, dass einzelne Testverfahren auch mehrere Ziele verfolgen können:

1. **Stellen einer Krankheitsdiagnose:** Es soll die gutartige Prostatavergrößerung von einem Prostatakrebs, einer Prostataentzündung oder einer anderen Erkrankung abgegrenzt werden, wozu ein Patientengespräch mit Erfassung der Symptome, die Analyse der eingenommenen Medikamente hinsichtlich der Auswirkungen auf die Blasenfunktion, eine körperliche Untersuchung mit Fingeruntersuchung der Prostata, eine Urinanalyse und eventuell die Bestimmung eines Eiweißes im Blut, dem sogenannten Prostataspezifischen Antigens (PSA, siehe Seite 92), verwendet werden.
2. **Bestimmung der Ausprägung der einzelnen Komponenten der Prostataerkrankung:** Wie bereits erwähnt, bestehen keine festen Verhältnisse zwischen den einzelnen Komponenten der Prostataerkrankung, weshalb jede einzelne Komponente separat erfasst und quantifiziert werden muss. Die Prostatagröße kann mit der Fingeruntersuchung, mit der die Prostata durch

den Enddarm ertastet wird, abgeschätzt werden. Allerdings ist die Größenbestimmung der Prostata mit einem Ultraschallgerät genauer und ermöglicht auch die Beurteilung des in der Drüse liegenden Prostatagewebes hinsichtlich Veränderungen (z.B. Prostatakrebs) sowie die Größenbestimmung der Übergangszone, die von anderen Prostatazonen aufgrund eines unterschiedlichen echographischen Verhaltens abgegrenzt und ausgemessen werden kann. Bei der Ultraschalluntersuchung wird ein stabförmiger Schallkopf durch den Anus in den Enddarm an die Prostata geschoben. Die „Symptome des unteren Harntraktes" werden während des Patientengespräches erfragt und können mit standardisierten Fragebögen quantifiziert werden (z.B. mit dem IPSS-Fragebogen, siehe Seite 30 f.). Die Harnröhreneinengung kann mit einer Harnstrahlmessung beurteilt werden, bei der der Mann seinen Urin bei seiner zuvor durch Trinken gefüllten Harnblase in einen Messtrichter entleert und mit diesem die Harnstrahlstärke bestimmt wird. Die anschließende Restharnmessung wird mit einem auf den Unterbauch aufgelegten Ultraschallkopf durchgeführt und soll über die Vollständigkeit der Blasenentleerung Aufschluss geben.

3. **Klärung der Wechselwirkungen zwischen den einzelnen Komponenten:** Die Ergebnisse der Einzeluntersuchungen werden zueinander in Beziehung gesetzt und die Überschneidungsbereiche definiert (siehe Seite 27). Diese Aufstellung und die Definition der vorhandenen Schnittmengen sind zur Definition der Probleme bei Erstvorstellung des Patienten, im Verlauf einer Behandlung und zur Auswahl einer Behandlungsmethode wichtig (siehe Seite 36 f.).
4. **Klärung, ob beim Mann bereits Komplikationen am unteren oder oberen Harntrakt bestehen:** Die Ultraschalluntersuchung kann durch die Harnröhreneinengung verursachte Komplikationen entdecken. Die Ultraschalluntersuchung der Harnblase kann z.B. Blasendivertikel oder Blasensteine und die Ultraschalluntersuchung der Nieren z.B. eine Harnstauung mit Erweiterung des Nierenbecken-Kelchsystems erfassen. Die Bestimmung der Nierenwerte im Blut soll klären, ob bereits eine Nierenfunktionsbeeinträchtigung eingetreten ist.
5. **Klärung, ob die gutartige Prostataerkrankung in der Zukunft fortschreitet oder stabil bleibt:** Zur Abschätzung der Krankheitsprogression dienen das Lebensalter, Prostatavolumen, die Blutkonzentration des Prostataspezifischen Antigens (PSA), Restharnmenge, Harnstrahlstärke und der Wert des ausgefüllten IPSS-Fragebogens. Insbesondere bei einer Prostatagröße über 40 cm^3 und einer PSA-Konzentration über 1,6 μg/l besteht eine erhöhte

Wahrscheinlichkeit für das Fortschreiten der gutartigen Prostataerkrankung, die Entwicklung eines akuten Harnverhaltes und die Notwendigkeit einer späteren Prostataoperation.

Wichtige Informationen werden hier nochmals zusammengefasst:

- Die Prostata wächst während der Pubertät und hat anschließend eine Größe von etwa 20 bis 25 cm^3 (Größe einer Mandarine oder eines Golfballs).
- Die gutartigen Zellveränderungen beim älteren Mann, die zur gutartigen Prostatavergrößerung führen, entstehen in der Übergangszone der Prostata.
- Die gutartigen Zellveränderungen (sogen. benigne Prostatahyperplasie, BPH) und die Prostatagröße nehmen mit dem Alter des Mannes zu.
- Die gutartige Prostatavergrößerung ist erst dann eine Krankheit, wenn zu dieser (lästige) Symptome oder eine relevante Harnröhreneinengung kommen.
- Symptome sollten den Patienten veranlassen, ärztliche Hilfe zu suchen.
- Insbesondere die Symptome bei der Urinspeicherung (sogen. irritative Symptome) sind störend und beim Betroffenen für die Entstehung eines Leidensdruckes und für einen Arztbesuch verantwortlich.
- Die Harnröhreneinengung durch die vergrößerte Übergangszone der Prostata kann zu Komplikationen im unteren (Harnblase) und oberen Harntrakt (Nieren) führen.
- Die Prostatavergrößerung, Symptome und Harnröhreneinengung stehen in einem lockeren Verhältnis zueinander, so dass von einer Veränderung nicht automatisch auf eine andere Veränderung geschlossen werden kann.
- Die urologische Untersuchung soll klären, ob die Symptome des Mannes durch eine gutartige Prostatavergrößerung oder Harnröhreneinengung verursacht wurden, wie stark die einzelnen Komponenten beim einzelnen Mann ausgeprägt sind, wie sie mengenmäßig zueinander im Verhältnis stehen, ob bereits Komplikationen entstanden sind und ob ein Fortschreiten der Prostataerkrankung zu erwarten ist.

Die Behandlung der gutartigen Prostatavergrößerung

Wer und wann sollte behandelt werden?

Wie bereits beschrieben, sollte nur dann eine Behandlung der gutartigen Prostatavergrößerung erfolgen, wenn zusätzlich störende Symptome oder eine relevante Harnröhreneinengung bestehen. Vor Beginn der Behandlung muss mit der ärztlichen Untersuchung geklärt werden, ob und in welchem Ausmaß eine gutartige Prostatavergrößerung, Symptome oder eine Harnröhreneinengung vorliegen. Die Behandlung ohne eine ausführliche Diagnostik sollte immer unterbleiben, da ein ungezielter Behandlungsversuch die Symptome oder Harnröhreneinengung meistens nicht erfolgreich beseitigen kann und ein Prostatakrebs oder eine Prostataentzündung eine andere Therapie erfordert (siehe nachfolgende Kapitel).

Bestehen nur Symptome, stehen mehrere nicht operative Behandlungsmöglichkeiten zur Verfügung. Diese sind:

- Zuwarten und Beobachten (engl. watchful waiting),
- Verhaltenstherapien oder
- Medikamente.

Bei den beiden letztgenannten Verfahren wird die Behandlung durch den Arzt in der Praxis eingeleitet und vom Patienten zu Hause durchgeführt. Es sind somit die aktive Mitarbeit des betroffenen Mannes und später regelmäßige ambulante ärztliche Kontrollen hinsichtlich der Behandlungswirksamkeit erforderlich. Die Verhaltenstherapien können mit „Zuwarten und Beobachten" oder einer medikamentösen Behandlung kombiniert werden; die Kombinationen führen zur verbesserten Wirksamkeit im Vergleich zur Einzelbehandlung.

Bestehen aber störende Symptome, die durch Zuwarten und Beobachten, Verhaltenstherapien oder Medikamente erfolglos behandelt worden sind, liegt eine relevante Harnröhreneinengung vor, die mit Komplikationen im unteren oder oberen Harntrakt vergesellschaftet ist (siehe Seite 25 f.) oder sind sogar schon Komplikationen im unteren oder oberen Harntrakt eingetreten (z.B. Harnverhalt, Blasensteine, Blasendivertikel, Stauung des oberen Harntraktes, Nierenfunktionsstörung), kann nur noch eine Prostataoperation

Behandlungsmöglichkeiten bei gutartiger Prostatavergrößerung

(modifiziert nach Gabuev A. und Oelke M., Aktuelle Urologie 2011; 42: 167–178)

Behandlungsmöglichkeit 1: **Zuwarten und Beobachten**			
Medikamentengruppe	Medikamente (empfohlene Tagesdosis)	Indikation	Besonderheiten
—	—	▪ IPSS ≤ 7 ▪ kein oder kaum Leidensdruck	▪ Kombination mit Verhaltensmaßnahmen sinnvoll

Behandlungsmöglichkeit 2: **Medikamente – Monotherapie**			
Medikamentengruppe	Medikamente (empfohlene Tagesdosis)	Indikation	Besonderheiten
Pflanzliche Medikamente		▪ Keine Empfehlung möglich	▪ heterogene Wirkstoffgruppe ▪ nicht vergleichbare Wirksamkeit aufgrund unterschiedlicher Extraktionsverfahren und unterschiedlichen Konzentrationen
Alpha-Blocker	Alfuzosin (3 x 2,5 mg) Alfuzosin SR (2 x 5 mg) Alfuzosin PP (1 x 10 mg) Doxazosin (1 x 4–8 mg) Silodosin (1 x 4–8 mg) Tamsulosin (1 x 0,4 mg) Terazosin (1 x 5–10 mg)	▪ Reduktion von Symptomen des unteren Harntraktes ▪ Erstlinientherapie auch bei fluktuierender Symptomatik ▪ kombinierbar mit 5-Alpha-Reduktase-Hemmern oder Anticholinergika	▪ ohne relevanten Einfluss auf die Harnröhreneinengung (Obstruktion) ▪ ohne Einfluss auf die Prostatagröße ▪ Achtung beim Gebrauch von blutdrucksenkenden Medikamenten, v.a. bei Doxazosin oder Terazosin
5-Alpha-Reduktase-Hemmer	Dutasterid (1 x 0,5 mg) Finasterid (1 x 5 mg)	▪ Reduktion von Symptomen des unteren Harntraktes bei vergrößerter Prostata (> 30–40 cm^3) ▪ Prävention von Komplikationen (z.B. Harnverhalt)	▪ ohne relevanten Einfluss auf die Harnröhreneinengung (Obstruktion) ▪ erste spür- oder messbare Therapieeffekte erst nach ca. sechs Monaten ▪ dauerhafte und regelmäßige Einnahme notwendig ▪ besseres Ansprechen bei Patienten mit einem Prostatavolumen > 30–40 ml und PSA ≥1,5 ng/ml

Fortsetzung Behandlungsmöglichkeit 2: **Medikamente – Monotherapie**			
Medikamentengruppe	Medikamente (empfohlene Tagesdosis)	Indikation	Besonderheiten
Anticholinergika	Darifenacin (1 x 7,5–15 mg) Fesoterodine (1 x 4–8 mg) Oxybutynin IR (3–4 x 2,5–5 mg) Oxybutynin ER (2–3 x 5 mg) Propiverin (2–3 x 15 mg) Propiverin ER (1 x 30 mg) Solifenacin (1 x 5–10 mg) Tolterodin IR (2 x 1–2 mg) Tolterodin ER (1 x 4 mg) Trospiumchlorid (3 x 10–15 mg oder 2 x 10–20 mg)	■ Dominierende Speichersymptome der Harnblase (irritative Symptome oder überaktive Blase) in Abwesenheit einer relevanten Harnröhreneinengung (Obstruktion)	■ ohne relevanten Einfluss auf die Harnröhreneinengung (Obstruktion) ■ schnelle und effektive Reduktion von irritativen Symptomen ■ effektiv v.a. bei einer Prostatagröße kleiner als 30 cm^3 und einer PSA-Konzentration $< 1{,}3$ ng/ml ■ ohne Einfluss auf die Prostatagröße ■ Restharnmessungen im Verlauf erforderlich

Behandlungsmöglichkeit 3: **Medikamente – Kombinationstherapie**			
Medikamentengruppe	Medikamente (empfohlene Tagesdosis)	Indikation	Besonderheiten
Alpha-Blocker + 5-Alpha-Reduktase-Hemmer	Tamsulosin (1 x 0,4 mg) + Dutasterid (1 x 0,5 mg) = Duodart™ Alternativ Verwendung eines einzelnen Präparates aus jeweils einer Wirkstoffgruppe	■ Moderate bis starke Symptome des unteren Harntraktes bei Prostatavergrößerung > 40 ml und bei Männern mit erhöhtem Risiko für eine Krankheitsprogression	■ ohne relevanten Einfluss auf die Harnröhreneinengung (Obstruktion) ■ effektivere Verbesserung von Symptomen und der Krankheitsprogression als die Einzelsubstanzen ■ besseres Ansprechen bei Patienten mit einer Prostatagröße $> 30–40$ cm^3 und PSA-Konzentration $\geq 1{,}5$ ng/ml ■ dauerhafte Therapie notwendig ■ Alpha-Blocker kann nach sechs Monaten abgesetzt werden bei Patienten mit IPSS < 20
Alpha-Blocker + Anticholinergika	Verwendung eines einzelnen Präparates aus jeweils einer Wirkstoffgruppe	■ Verbliebene und störende Speichersymptome (irritative Symptome)	■ ohne relevanten Einfluss auf die Harnröhreneinengung (Obstruktion) ■ schnelle Reduktion von irritativen Symptomen ■ ohne Einfluss auf die Prostatagröße ■ Restharnmessungen im Verlauf erforderlich

helfen. Die operative Behandlung der Prostata erfolgt durch einen Urologen normalerweise im Krankenhaus. Es steht eine Vielzahl von verschiedenen Prostataoperationen zur Verfügung, die alle das Ziel verfolgen, die vergrößerte Übergangszone der Prostata (siehe Seite 19) zu verkleinern und somit die Harnröhrenverengung zu beseitigen.

Spezialwissen für betroffene Männer

Zuwarten und Beobachten

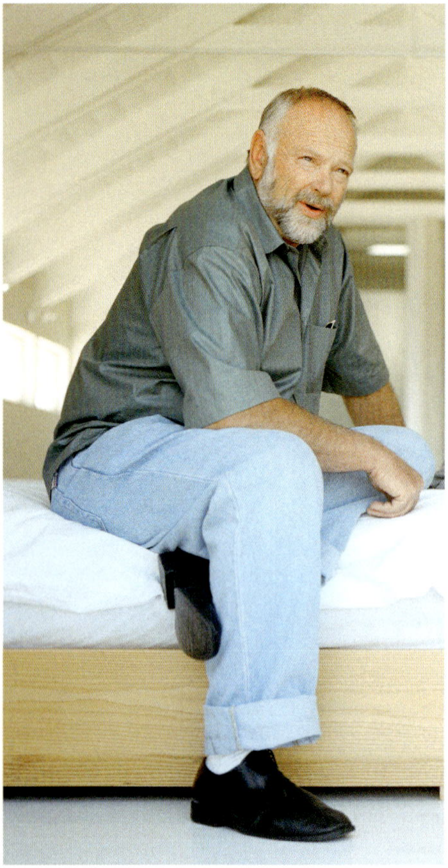

Sind die Symptome des Mannes noch nicht stark ausgeprägt und verursachen diese noch keinen Leidensdruck, ist häufig keine aktive Behandlung notwendig, also eine Strategie, die als „Zuwarten und Beobachten" oder „watchful waiting" bezeichnet wird. Dieser Zustand besteht insbesondere dann, wenn vom Mann auf dem IPSS-Fragebogen eine milde Symptomatik (Summe der ersten sieben Fragen auf dem IPSS-Fragebogen zwischen 1 und 7) und/oder eine geringe Lebensqualitätseinschränkung (Antwort auf die achte Frage des IPSS-Fragebogens zwischen 0 und 3) angegeben wurden. Es sollte dem betroffenen Mann nach ausführlicher Diagnostik vom Arzt bestätigt werden, dass keine andere Erkrankung als die gutartige Prostatavergrößerung für seine Symptome verantwortlich ist und diese Symptome keine gesundheitliche Gefahr darstellen. Somit sollte der Mann lediglich ärztliche Kontrollen alle sechs Monate erhalten.

Bleiben die Symptome während dieser Periode schwach und verursachen diese auch im weiteren Verlauf keine wesentlichen Einschränkungen der Lebensqualität, kann weiter zugewartet und anschließend alle sechs bis zwölf Monate kontrolliert werden. Bei den Verlaufskonsultationen beim Arzt sollten aber immer wieder die Tests wiederholt werden, die bei der ersten Abklärung der gutartigen Prostatavergrößerung verwendet wurden (siehe Seite 29), damit eine Veränderung bzw. Verschlimmerung frühzeitig festgestellt werden kann. Der betroffene Mann sollte zudem darüber informiert werden, dass es weitere Behandlungsmöglichkeiten gibt, wenn es zur Verschlimmerung der Symptome kommt und er in diesem Fall auch vor Ablauf der Beobachtungszeit von sechs Monaten gerne den behandelnden Arzt wieder aufsuchen darf.

Verhaltenstherapien

Sind die Symptome ausgeprägter und mit einer Einschränkung der Lebensqualität verbunden und sollen Symptome nicht nur beobachtet, sondern auch aktiv behandelt werden, kommen zunächst Maßnahmen zur Verhaltenstherapie in Frage. Bei der ärztlichen Untersuchung ist dieser Zustand dadurch erkennbar, dass eine moderate bis schwere Symptomatik auf dem IPSS-Fragebogen (Summe der ersten sieben Fragen zwischen 8 und 35) und/oder eine Lebensqualitätseinschränkung (Antwort auf die achte Frage des IPSS-Fragebogen zwischen 4 und 6) vom Patienten angegeben werden. Die Maßnahmen zur Verhaltenstherapie richten sich nach den Ergebnissen der ärztlichen Untersuchung und den Patientenangaben, die desto gezielter angewendet werden können, je genauer die Lebens- und Krankheitsumstände erfasst wurden. Verhaltenstherapien sind z.B.

- Einschränkung der Flüssigkeitsaufnahme insbesondere dann, wenn ein häufiges Wasserlassen unerwünscht ist, z.B. während der Nacht oder auf Reisen. Etwa zwei bis drei Stunden zuvor sollte das Trinken eingestellt werden. Eine tägliche Flüssigkeitsaufnahme von etwa 1500 ml, verteilt auf den gesamten Tag, ist bis auf ganz wenige Ausnahmen vollkommen ausreichend.
- Vermeidung oder Reduktion von Kaffee, Tee oder künstlichem Süßstoff, da in diesen Produkten Substanzen enthalten sind, die eine Irritation der Blase mit starkem Harndrang und häufigem Wasserlassen oder sogar eine Dranginkontinenz verursachen oder verstärken können.
- Ablenkungs- und Abwehrtechniken bei häufigem Harndrang durch Zusammenkneifen des Penis, Druck auf den Damm oder willkürliches Zusammenziehen des Blasenschließmuskels.

- Umstellung von Medikamenten, die einen Einfluss auf die Nieren- oder Blasenfunktion haben. So kann ein harntreibendes Medikament (sogen. Diuretika) am Abend der Auslöser von nächtlichen Toilettengängen sein. Die Umstellung dieses Medikamentes von der abendlichen zur mittäglichen Einnahme kann nächtliches Wasserlassen vermindern oder sogar gänzlich beseitigen.
- Behandlung der Darmverstopfung, da diese häufig mit einer veränderten Blasenfunktion und Restharnbildung vergesellschaftet ist.
- Bei Einschränkung der Beinbeweglichkeit, die dazu führen kann, bei Harndrang nicht rechtzeitig die Toilette zu erreichen, könnte eine Gehhilfe oder ein Toilettenstuhl nahe des Schlaf- oder Wohnzimmers helfen, rechtzeitig vor dem Auftreten einer Harninkontinenz die Blase zu entleeren.
- Bei Nachträufeln helfen ein ausreichendes Warten nach dem Wasserlassen und Ausstreichen der Harnröhre, damit die Urinmenge, die sich noch nach dem Wasserlassen in der Harnröhre befindet, abfließen kann. In Abhängigkeit von Durchmesser und der Länge der Harnröhre befinden sich nach dem Wasserlassen bis zu 8 ml jenseits des Blasenschließmuskels, die sich dann von selbst entleeren, wenn der Mann nach dem Wasserlassen wieder aufsteht.

Medikamente

Bei Vorliegen von lästigen Symptomen werden Medikamente verwendet, die einen Einfluss auf die Prostata oder Blasenfunktion haben. Medikamente werden einzeln (Monotherapie) oder zusammen (Kombinationstherapie) eingesetzt. Im Gegensatz zu den chemischen Substanzen, die in reiner Form hergestellt werden, eine gut definierte Wirkweise über sogenannte Rezeptoren haben und in klinischen Studien eine Überlegenheit bei der Anwendung im Vergleich zu einer Scheinpille (Placebo) nachweisen konnten, werden vom Patienten gerne pflanzliche Medikamente, die sogenannten Phytopharmaka, eingenommen. Phytopharmaka sind Extrakte aus Pflanzen (z.B. aus Wurzeln, Samen, Pollen, Rinde oder Früchten) mit zahlreichen Einzelsubstanzen, deren Wirkweise größtenteils ungeklärt ist und für die nur unzureichende oder widersprüchliche Ergebnisse aus klinischen Studien vorliegen. So können die Wirkstoffe, Konzentrationen oder Effekte desselben Pflanzenextraktes zwischen verschiedenen Herstellern erheblich variieren. Expertengruppen

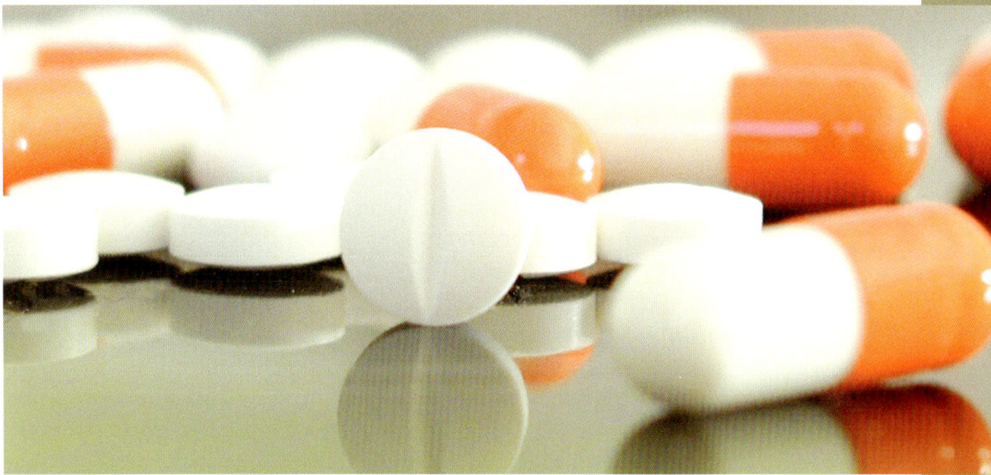

und Kostenträger sind sich dahingehend einig, dass die bisherige Datenlage unzureichend ist, um eine Kostenerstattung zu rechtfertigen. Somit müssen Pflanzenextrakte vom Patienten selbst bezahlt werden. Allerdings bedeutet dies nicht, dass Pflanzenextrakte wirklich keine Effekte auf die Blasenfunktion haben, sondern nur, dass diese bisher unzureichend untersucht worden sind.

Chemisch hergestellte Medikamente, die einen Wirksamkeitsnachweis in klinischen Studien erbracht haben, werden von Ärzten mittels eines Rezeptes verordnet und auch von den Krankenversicherungen bezahlt. Prinzipiell gilt, dass Medikamente, die nur einmal täglich eingenommen werden müssen, vom Patienten regelmäßiger und dauerhafter verwendet werden als Medikamente, die zwei- oder mehrmals täglich eingenommen werden müssen. Alle Medikamente für den täglichen Gebrauch sind als Pillen oder Dragees verfügbar. Zu diesen Medikamenten zählen die folgenden Wirkgruppen (siehe auch Zusammenfassung in der Tabelle):

- Alpha-Blocker,
- 5-Alpha-Reduktase-Hemmer,
- Anticholinergika,
- Kombinationstherapien.

Alpha-Blocker: Die Medikamente dieser Wirkgruppe blockieren die sogenannten Alpha-Rezeptoren. Die Zellen des menschlichen Körpers und insbesondere die glatten Muskelzellen der Prostata haben in hoher Anzahl und

Dichte diese Rezeptoren auf der Zelloberfläche, die für das Zusammenziehen von Muskeln (sogen. Kontraktion) in der Prostata verantwortlich sind. Demgegenüber kommt es bei der Blockade dieser Rezeptoren, also innerhalb weniger Stunden nach der Einnahme dieses Medikamentes, zur Entspannung der Muskelzellen in der Prostata und Abnahme von störenden Symptomen. Die Alpha-Rezeptoren haben die Eigenschaft, dass sie innerhalb von Stunden wirken, über viele Jahre mit gleichbleibender Wirksamkeit eingenommen werden können und nur wenige und milde Nebenwirkungen haben. Die maximale Wirkung tritt innerhalb von Tagen bis wenigen Wochen ein und hat eine relevante Abnahme der „Symptome des unteren Harntraktes" zur Folge. Gemessen am IPSS-Fragebogen tritt eine Verminderung der Symptome von etwa 30 bis 40 % ein. Alpha-Blocker wirken gleichermaßen auf die Speichersymptome (irritative Symptome) und Entleerungssymptome (obstruktive Symptome; siehe Tabelle auf Seite 23). Wichtige Nebenwirkungen sind niedriger Blutdruck, Schwindel, Müdigkeit und Abgeschlagenheit. Insbesondere die Alpha-Blocker mit den Namen Silodosin oder Tamsulosin können auch einen Samenerguss in die Harnblase oder eine Verminderung der Ejakulationsfähigkeit verursachen. Die Alpha-Blocker sind aufgrund der exzellenten Wirksamkeit und der wenigen Nebenwirkungen häufig die Medikamentengruppe, die zuerst vom Arzt bei Vorliegen von irritativen und obstruktiven Symptomen verordnet wird. Die eingeleitete Therapie sollte erstmals nach etwa sechs Wochen ärztlich überprüft werden.

5-Alpha-Reduktase-Hemmer: Die 5-Alpha-Reduktase ist ein Enzym, das in der menschlichen Prostatazelle vorkommt und für die Aktivierung des männlichen Geschlechtshormons (Testosteron) verantwortlich ist. Die Hemmung dieses Enzyms führt zum Mangel an aktiven männlichen Geschlechtshormonen innerhalb der Prostatazelle, was zum Untergang von Prostatazellen führt und die gesamte Prostata im zeitlichen Verlauf von etwa einem Jahr um etwa 20 bis 25 % schrumpfen lässt. Die Behandlung mit 5-Alpha-Reduktase-Hemmern ist nur dann effektiv und sinnvoll, wenn die Prostatagröße vor Therapiebeginn mindestens 40 cm^3 beträgt. Mit der Prostataverkleinerung kommt es auch zur Verminderung der Symptome um etwa 20 bis 30 %. Als nachteilig hat sich der langsame Wirkbeginn von etwa sechs Monaten erwiesen, weshalb ein 5-Alpha-Reduktase-Hemmer gerne mit einem schnell wirkenden Alpha-Blocker kombiniert wird. Somit sollte der Patient bei der Verordnung von 5-Alpha-Reduktase-Hemmern auf den langsamen Wirkeintritt hingewiesen und auch erklärt werden, dass zumindest in den ersten sechs Behandlungsmonaten die Kombination mit einem Alpha-Blocker notwendig ist. Als vorteilig sind die Verlangsamung des natürlichen Krankheitsverlaufes mit vermindertem Auftreten von akuten Harnverhalten und Prostataoperationen sowie die nur geringen Nebenwirkungen zu nennen. Wenn selten einmal Nebenwirkungen auftreten, sind diese mit der Sexualfunktion des Mannes verbunden, z.B. vermindertes sexuelles Verlangen, vermindertes Samenvolumen oder Erektionsstörungen. Bei der alleinigen Therapie mit 5-Alpha-Reduktase-Hemmern sollten Behandlungskontrollen erstmals nach drei Monaten stattfinden, um die ersten Verbesserungen von Symptomen zu dokumentieren.

Anticholinergika: Während die ersten beiden Medikamentengruppen hauptsächlich auf die Prostata wirken, entfalten die Anticholinergika ihre Wirkung in der Harnblase. Der Botenstoff Acetylcholin ist bei der Kontraktion der glatten Muskelzellen der Harnblase und bei der Reizaufnahme sowie Reizleitung der Harnblasennerven beteiligt. Werden Medikamente aus der Gruppe der Anticholinergika eingenommen, kommt es zur Blocke der Acetylcholin-Rezeptoren, Entspannung der Harnblase und Abnahme insbesondere der Speichersymptome (irritative Symptome = häufiger und starker Harndrang, häufiges Wasserlassen am Tag und während der Nacht, Urinverlust mit Harndrang; siehe Seite 23). Aufgrund der Wirkweise und guten Wirksamkeit werden deshalb die Anticholinergika zur Behandlung der Symptome der überaktiven Blasen benutzt. Nebenwirkungen treten meistens nur in geringer Ausprägung auf, es handelt sich dann um Mundtrockenheit, Darmträgheit, Leseschwierigkeiten oder Bauchschmerzen. Alle Nebenwirkungen verschwinden aber rasch nach dem Absetzen des Medikamentes. Vorsicht ist nur bei Männern mit einer relevanten Harnröhreneinengung geboten, da es theoretisch zur Vermehrung der Restharnmenge oder sogar zum Harnverhalt kommen könnte. Die bisherigen Medikamentenstudien zeigten aber, dass die Wahrscheinlichkeit für Restharnvermehrung und Harnverhalt während der Einnahme von Anticholinergika nur sehr gering ist. Auf jeden Fall sollte aber die Restharnmenge innerhalb des ersten Behandlungsmonats mit einem Ultraschallgerät überprüft werden.

Kombinationstherapien: Die Einnahme von zwei Medikamenten, also Alpha-Blocker + 5-Alpha-Reduktase-Hemmer oder Alpha-Blocker + Anticholinergika, ist effektiver als die Einnahme der jeweiligen Einzelmedikamente. Somit werden die günstigen Wirkungen der einzelnen Wirkgruppen kombiniert:

- Bei der Behandlung mit Alpha-Blocker + 5-Alpha-Reduktase-Hemmer kommt es zur stärkeren Symptomverminderung, zum schnelleren Wirkeintritt im

Vergleich zur Monotherapie mit 5-Alpha-Reduktase-Hemmern (Stunden bis Tage im Vergleich zu Monaten) und zur stärkeren Verminderung von Harnverhalten oder Notwendigkeit einer Prostataoperation.

- Bei der Behandlung mit Alpha-Blocker + Anticholinergika kommt es im Vergleich zur Monotherapie zur stärken Verminderung von Symptomen, insbesondere zur stärkeren Verminderung der lästigen Speichersymptome (irritative Symptome).

Allerdings ist auch zu erwähnen, dass bei der Kombinationstherapie häufiger Nebenwirkungen entstehen als bei der Monotherapie. Bei Auftreten von Nebenwirkungen sind es diejenigen, die auch bei der jeweiligen Monotherapie vorkommen, nur müssen sie häufig addiert werden. Es ist deshalb bei der Kombinationstherapie immer notwendig, dass Arzt und Patient sorgsam Wirkungen und Nebenwirkungen abwägen und der Patient gut über das Wirkungs- und Nebenwirkungsprofil informiert ist.

Prostataoperationen

Bei Vorliegen von Komplikationen im unteren oder oberen Harntrakt, unabhängig von der Anwesenheit oder Ausprägung von „Symptomen des unteren Harntraktes“, **muss** eine Prostataoperation erfolgen. In diesen Fällen besteht also eine absolute Operationsindikation. Liegen hingegen Symptome vor, die für den Patienten nur unzufriedenstellend mit Medikamenten behandelt wurden, **kann** eine Prostataoperation nach sorgfältiger Abwägung durchgeführt werden. In diesen Fällen besteht also eine relative Operationsindikation.

Es existiert eine Vielzahl von Prostataoperationen, die normalerweise alle vom Urologen unter Narkose im Krankenhaus durchgeführt werden. Da also immer eine Narkose erforderlich ist, muss auch ein Narkosearzt, der sogenannte Anästhesist, den Mann hinsichtlich Operationsfähigkeit und anzuwendenden Narkoseverfahren untersuchen und aufklären. Alle Prostataoperationen haben das Ziel, die vergrößerte Übergangszone der Prostata zu verkleinern. Dieses Ziel kann mit elektrischem Strom, Wärme oder mit Laserverfahren erreicht werden. Einige Prostataoperationen wirken sofort, andere erst zeitverzögert. Da es bisher nicht ein perfektes Operationsverfahren für alle Männer gibt, müssen bei der Auswahl der Operationsart die folgenden Faktoren berücksichtigt werden:

- Prostatagröße.
- Bestehende Krankheiten (z.B. angeborene Gerinnungsstörung).

- Einnahme von bestimmten Medikamenten (z.B. Gerinnungshemmer).
- Die Vertrautheit des Urologen mit der jeweiligen Operation.
- Die Verfügbarkeit von den jeweiligen Operationsinstrumenten.
- Erwartungen des Patienten hinsichtlich der Geschwindigkeit des Wirkeintrittes (z.B. Ausmaß der Symptomverminderung oder bei Männern mit Harnverhalt die Fähigkeit, wieder spontan den Urin über die Harnröhre zu entleeren).
- Theoretische Wiederbehandlungsrate der Prostata innerhalb der nächsten zehn Jahre.
- Erwartungen des Patienten hinsichtlich möglicher Nebenwirkungen der Prostataoperation.

Prinzipiell können alle Prostataoperationen – zusätzlich zu den Nebenwirkungen der Narkose – auch unerwünschte Wirkungen haben. So kann es als Folge der Prostataoperation zur Harninkontinenz (unfreiwilliger Urinverlust), zu Erektionsstörungen, zur Verminderung des Samenvolumens, zum Samenerguss in die Harnblase oder zur Blasenhalsvernarbung kommen. Auch können in Ausnahmefällen Blutungen auftreten und Bluttransfusionen notwendig sein. Operationen, die durch die Harnröhre erfolgen, können zusätzlich zu den oben genannten Nebenwirkungen noch zu narbigen Verengungen der Harnröhre im Penis führen, die unter Umständen Folgeoperationen notwendig machen.

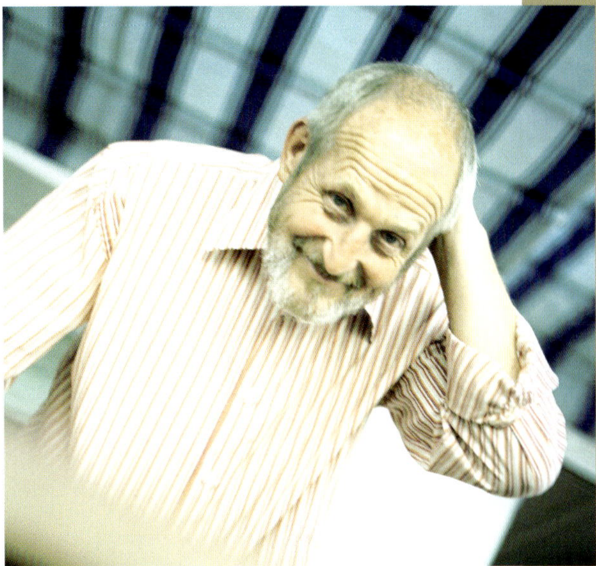

Die Standardverfahren zur Behandlung der Prostata bei gutartiger Prostatavergrößerung sind bei sehr großen Drüsen die offene Prostataoperation (bei einer Größe über 80 cm^3), bei der die gesamte Übergangszone der Prostata in toto mittels eines Bauchschnittes entfernt wird, oder bei kleineren Düsen (unter 80 cm^3) die Abtragung von Prostatagewebe durch die Harnröhre mittels einer Schlinge, die mit elektrischem Strom aktiviert wird und so portionsweise Prostataspäne aus der Übergangszone entfernt. Die Behandlung der Prostata durch die Harnröhre in oben beschriebener Technik wird vom Urologen als transurethrale Resektion der Prostata oder TURP bezeichnet. Die Standardoperationen haben den Vorteil, dass es zur schnellen Symptomverminderung kommt, diese Operation nur etwa eine Stunde dauert und nur sehr selten eine Wiederbehandlung innerhalb der nächsten zehn Jahre notwendig ist (in etwa 5 bis 8 %).

Alternative Prostataoperationen haben häufig eine geringere Wirksamkeit oder einen verzögerten Wirkbeginn, eine längere Operationszeit, machen für eine längere Zeit einen Blasenkatheter notwendig, können vorübergehend starke irritative Symptome verursachen oder weisen eine höhere Wiederbehandlungsrate innerhalb der folgenden zehn Jahre auf. Gerade die beim Patienten populären Prostataoperationen mit Laserverfahren wecken oft falsche Erwartungen, da häufig eine vermeidlich moderne Therapie ohne Nebenwirkungen angenommen wird. Es ist beim Einsatz des Lasers zu berücksichtigen, dass es sich bei diesem um einen gebündelten Lichtstrahl handelt, welcher wie die Resektionsschlingen der TURP nur Wärme erzeugt, die zum Schneiden oder Verdampfen der Übergangszone der Prostata genutzt wird. Somit können die Laseroperationen im besten Fall nur Ergebnisse vergleichbar zur offenen Standardoperation oder der TURP liefern. Allerdings sei hier auch erwähnt, dass die Laseroperationen zur verbesserten Blutgerinnung beitragen und üblicherweise weniger häufig eine Bluttransfusion notwendig machen. Aus diesem Grund sind insbesondere Patienten mit einer angeborenen Gerinnungsstörung, Männer, die gerinnungshemmende Medikamente einnehmen und nicht absetzten dürfen, oder Patienten, bei denen eine Bluttransfusion aus religiösen Gründen unbedingt zu vermeiden ist (Zeuge Jehovas), vorrangig mit Laserverfahren zu behandeln. Alternative Prostataoperationen konnten im Einzelfall auch nachweisen, dass die Krankenhausverweildauer im Vergleich zu den Standardoperationen kürzer oder das Auftreten etwaiger Operationskomplikationen (z.B. Harninkontinenz oder Erektionsstörungen) bei Durchführung eines versierten Operateurs seltener ist.

Bei der Auswahl des jeweiligen Operationsverfahrens ist immer ein ausführliches Gespräch zwischen dem Patient und Operateur erforderlich, um die am besten geeignete Operation auszuwählen. Beim Abweichen von den Standardoperationen und bei der Wahl eines alternativen Operationsverfahrens sollte der Patient mit seiner Krankenkasse klären, ob dieses spezielle Operationsverfahren im vollen Umfang bezahlt wird.

Wichtige Informationen werden hier nochmals zusammengefasst:

- Die Behandlung der gutartigen Prostatavergrößerung ist erst dann erforderlich, wenn störende Symptome vorliegen, eine relevante Harnröhreneinengung besteht oder bereits Komplikationen im unteren oder oberen Harntrakt aufgetreten sind.
- Vor jeder Behandlung muss immer eine ausführliche ärztliche Abklärung stattfinden.
- Liegen nur milde Symptome ohne eine Lebensqualitätsbeeinträchtigung vor, ist in den meisten Fällen das „Zuwarten und Beobachten" ausreichend.
- Verhaltenstherapien kommen bei moderaten oder schweren Symptomen zur Anwendung und können insbesondere Speichersymptome (irritative Symptome der Harnblase) günstig beeinflussen. Verhaltenstherapeutische Maßnahmen können mit anderen Therapieformen kombiniert werden.
- Die Einnahme von Medikamenten ist erst dann erforderlich, wenn moderate oder schwere Symptome bestehen und Verhaltenstherapien nicht zum Erfolg geführt haben.
- Die Medikamente aus der Gruppe der Alpha-Blocker entspannen die Muskelzellen insbesondere in der Prostata und wirken sehr schnell und gut gegen Speicher- und Entleerungssymptome.
- Die Medikamente aus der Gruppe der 5-Alpha-Reduktase-Hemmer sind nur bei größerer Prostata wirksam (über 40 cm^3), führen zur Prostataverkleinerung, wirken nur sehr langsam auf die Symptome (Monate) und können bei langfristiger Einnahme (mehrere Jahre) das Fortschreiten und die Komplikationen der gutartigen Prostatavergrößerung verhindern (z.B. akuter Harnverhalt).
- Die Medikamente aus der Gruppe der Anticholinergika entspannen die Muskelzellen der Harnblase und verringern die Reizschwelle, weshalb Anticholinergika insbesondere bei Vorliegen von Speichersymptomen (irritative Symptome) wirksam sind.
- Die Kombinationstherapie mit Alpha-Blockern + 5-Alpha-Reduktase-Hemmern oder Alpha-Blockern + Anticholinergika ist effektiver als die Einzeltherapien, haben auch mehr Nebenwirkungen.

- Prostataoperationen werden dann erforderlich, wenn eine relevante Harnröhreneinengung durch die gutartige Prostatavergrößerung vorliegt, Komplikationen am unteren oder oberen Harntrakt eingetreten sind oder Medikamente nur eine unzureichende Wirkung hatten.
- Alle Prostataoperationen verfolgen das Ziel, die vergrößerte Übergangszone der Prostata zu verkleinern und dadurch störende Symptome und/oder eine Harnröhreneinengung zu behandeln.
- Standardoperationen der Prostata sind die offene Entfernung der Übergangszone mittels Bauchschnitt bei Prostatagrößen über 80 cm^3 oder das Ausschälen von Prostatagewebe der Übergangszone mittels Operation durch die Harnröhre (sogen. transurethrale Resektion der Prostata, TURP) bei Prostatagrößen kleiner 80 cm^3.
- Alternative Prostataoperationen kommen dann zum Einsatz, wenn bestimmte Nebenwirkungen der Standardoperationen nicht auftreten sollen (z.B. Blutungen) oder wenn der Mann trotz Nachteile bei der Schnelligkeit des Wirkeintritts oder verkürzten Wirkdauer des Verfahrens diese Operation favorisiert.
- Vor jeder Prostataoperation ist ein ausführliches Gespräch zwischen Patient und Urologen mit Erläuterungen der zu erwarteten Wirkungen und Nebenwirkungen sowie die Klärung der Patientenerwartungen erforderlich.

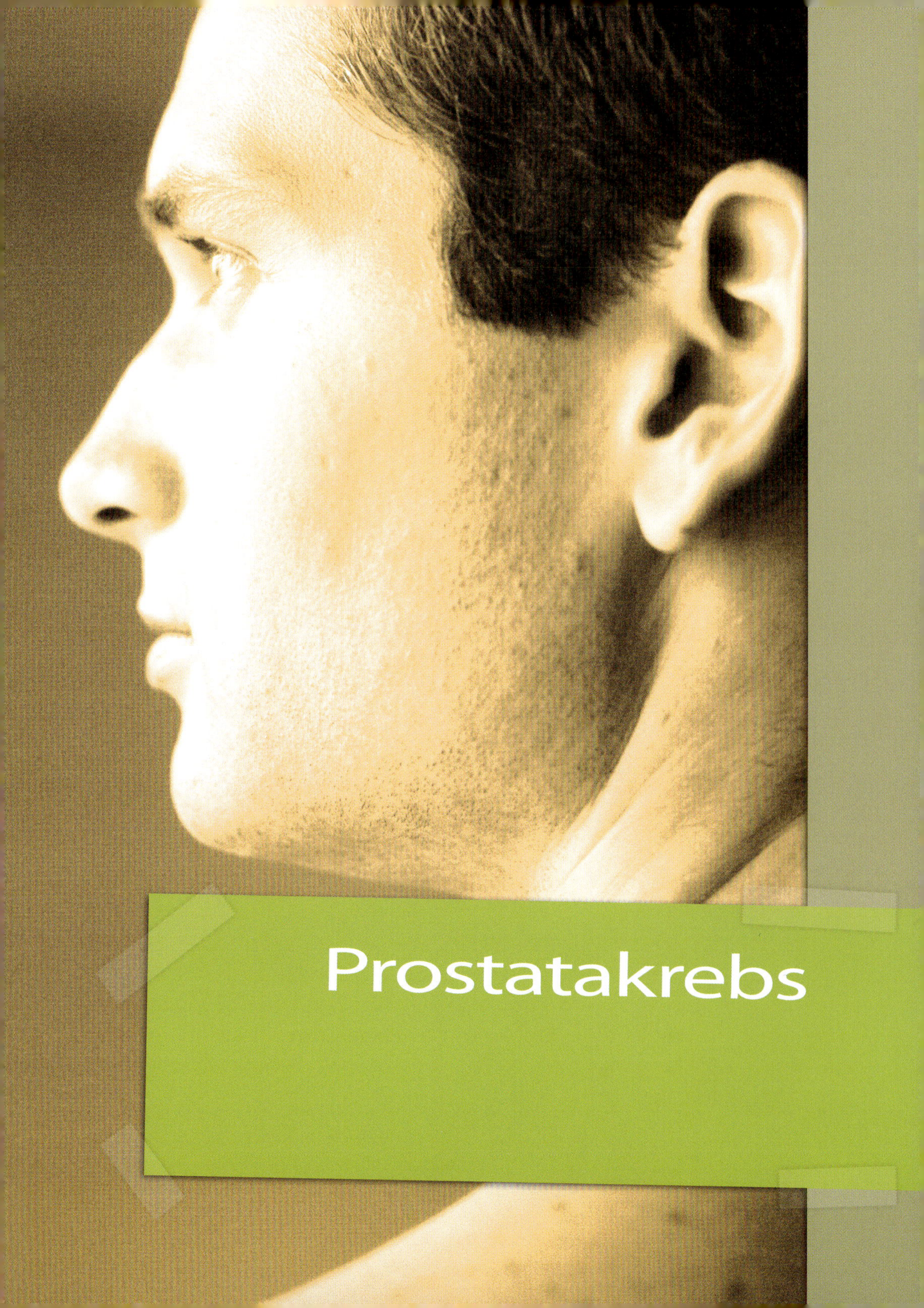

Prostatakrebs

Prostatakrebs

Was ist Krebs? Was ist Prostatakrebs?

Die Diagnose Krebs verursacht Angst, Unruhe, Unsicherheit. Krebs ist ein unkontrolliertes und die Umgebung zerstörendes Wachstum von Gewebezellen. Krebs kann von jedem Gewebe und dessen Anteil entstehen. Der Prostatakrebs entsteht meist im äußeren, dem darmnahen Bereich der Prostata. Daher können krebsverdächtige Veränderungen vom Mastdarm her ertastet werden. Im Frühstadium wächst der Krebs innerhalb der Prostata. Beim fortgeschrittenen Prostatakrebs breitet sich das Wachstum über die Organgrenze hinaus und wächst in die Umgebung ein. Bei diesem fortschreitenden Wachstum kann der Prostatakrebs Tumorzellen streuen und es entstehen Metastasen, mit Vorliebe in die Lymphknoten und die Knochen. Unbehandelt kann der Krebs zu Blasenentleerungsstörungen und Blutungen aus der Blase, aber auch zu Nierenstau, zu Schwellung der Beine als Folge einer Behinderung des Lymphabflusses, zu Knochenschmerzen und schließlich zum Tode führen.

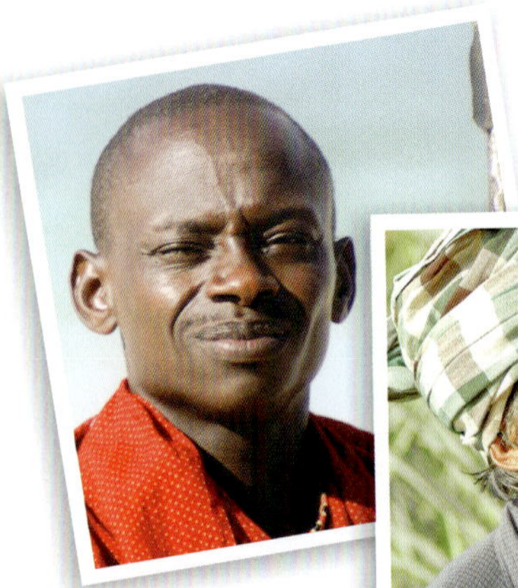

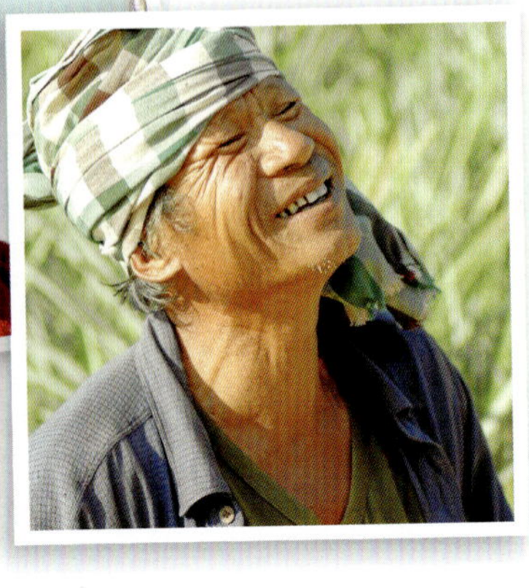

Die gutartige Erkrankung der Prostata, die „benigne Prostatahyperplasie“, die auf Seite 18 ff. besprochen wurde, ist keine Vorstufe des Krebses und entsteht völlig unabhängig von diesem. Die gutartige und die bösartige Erkrankung der Prostata können zusammen auftreten, wachsen jedoch unabhängig voneinander.

Die Ursache(n) sind letztlich unbekannt. Wichtigste Risikofaktoren sind das Alter, Rasse, familiäre Belastung und Umweltfaktoren. Der Prostatakrebs ist das Karzinom des älteren Mannes. Afroamerikaner haben ein höheres, Asiaten ein niedrigeres Erkrankungsrisiko als Weiße. An Umweltfaktoren steht die Ernährung im Vordergrund. Eine westliche Ernährung, wahrscheinlich bedingt durch den relativ hohen Konsum von Fleisch und tierischen Fetten, scheint das Risiko zu erhöhen. Dahingegen scheint eine gemüsereiche Kost, wie sie die Asiaten kennen, das Risiko zu minimieren.

Wie häufig ist Prostatakrebs?

Der Prostatakrebs ist der häufigste Krebs bei Männern ab dem 65. Altersjahr. In der EU werden jährlich rund 200.000 Männer mit Prostatakarzinom diagnostiziert, und diese Zahl wird wahrscheinlich aufgrund einer durch die steigende Lebenserwartung wachsenden Risikopopulation zunehmen. Die Häufigkeit des Prostatakrebses nimmt mit dem Alter zu. Bei den über 80-Jährigen finden sich in rund 80 % der Fälle bösartige Zellen in der Prostata. In diesem Alter ist der Prostatakrebs aber meistens nicht lebenslimitierend. Wenig aggressiv wachsende Krebsformen bleiben oft während des Lebens unentdeckt. Der Prostatakrebs wächst je nach Patient unterschiedlich schnell. Aggressive Tumore können sich sehr schnell entwickeln und können innerhalb weniger Jahre zum Tod führen, während andere Tumore über mehrere Jahre langsam wachsen. Der Krankheitsverlauf ist im Einzelfall nur bedingt voraussagbar und hängt von der biologischen Aggressivität des Prostatakrebses sowie von der Tumorausdehnung zum Zeitpunkt der Diagnosestellung ab. Prostatakrebs ist die zweithäufigste Todesursache beim Mann.

Verursacht Prostatakrebs Beschwerden?

Im Frühstadium verursacht der Prostatakrebs typischerweise keine Symptome oder Beschwerden. Gelegentlich wird der Krebs im Rahmen einer Abklärung anderer Erkrankungen entdeckt. Selten sind Knochenschmerzen aufgrund von Befall des Knochens durch Metastasen das erste Symptom.

Wie wird Prostatakrebs entdeckt?

Heutzutage wird der Prostatakrebs selten durch Beschwerden im fortgeschrittenen Stadium entdeckt, sondern häufig im Rahmen einer Vorsorgeun-

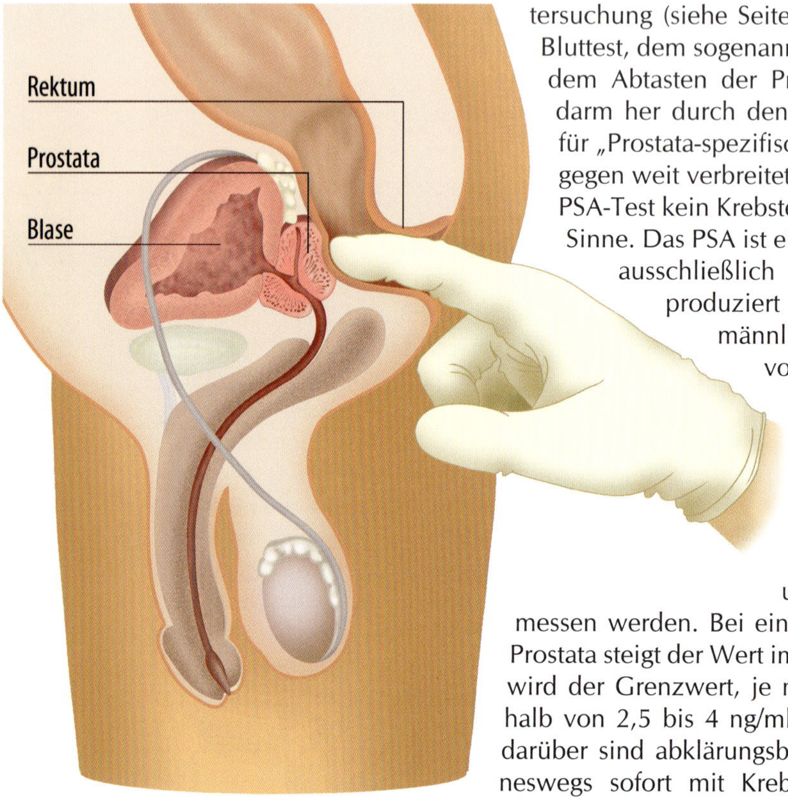

tersuchung (siehe Seite 90 ff.) mit einem Bluttest, dem sogenannten PSA-Test, und dem Abtasten der Prostata vom Mastdarm her durch den Arzt. „PSA" steht für „Prostata-spezifisches Antigen". Entgegen weit verbreiteter Meinung ist der PSA-Test kein Krebstest im eigentlichen Sinne. Das PSA ist ein Enzym, welches ausschließlich in der Prostata produziert wird und für die männliche Fruchtbarkeit von Bedeutung ist, indem es das Sperma verflüssigt. Bei jedem Mann gelangt ein kleiner Teil des PSA ins Blut und kann dort gemessen werden. Bei einer Erkrankung der Prostata steigt der Wert im Blut an. Generell wird der Grenzwert, je nach Labor, unterhalb von 2,5 bis 4 ng/ml festgelegt. Werte darüber sind abklärungsbedürftig, aber keineswegs sofort mit Krebs gleichzusetzen. Die gutartige Vergrößerung, eine Entzündung der Prostata (Prostatitis) oder Krebs können Ursachen eines erhöhten PSA-Wertes im Blut sein. Im Allgemeinen sind hohe ($>$10 ng/ml) oder über Monate und Jahre ansteigende PSA-Werte krebsverdächtig. Wenn Krebsverdacht besteht und eine therapeutische Konsequenz aus der Diagnose gezogen wird, sind weitere Abklärungen angezeigt (siehe unten).

Das Abtasten der Prostata ist eine einfache Untersuchung, welche schmerzlos, wenn auch manchmal unangenehm ist (siehe Abbildung oben). Der Arzt führt hierbei mit Gleitmittel den behandschuhten Finger in den Mastdarm ein und tastet die hintere Oberfläche der Prostatadrüse, ihre Form und ihre Beschaffenheit ab. Das Tasten eines verhärteten Bereiches weist auf einen möglichen Prostatakrebs hin. Das beste Verfahren, einen Prostatakrebs im Frühstadium zu entdecken, ist die Kombination des PSA-Wertes mit dem Abtasten der Prostata. Besteht der Verdacht auf Prostatakrebs, muss der Verdacht mit einer Gewebsentnahme (Biopsie) der Prostata erhärtet werden.

Wie wird eine Gewebsentnahme der Prostata durchgeführt?

Der Beweis für das Vorliegen eines Krebses kann weder mit dem PSA noch mit dem Abtasten, sondern nur mit einer Gewebeprobe (Biopsie) erbracht werden (siehe dazu auch Seite 93 ff.). Untersuchungsmethoden wie Röntgen, Ultraschall, Computertomogramm oder andere Verfahren können die Gewebeproben nicht ersetzen. Die Biopsie der Prostata ist eine invasive Untersuchung, welche meistens ambulant in der Praxis eines Urologen oder in der Tagesklinik (Ambulatorium) durchgeführt wird. Die Biopsie kann mit dem Finger geführt (heute sehr selten) oder ultraschallgesteuert mit einer transrektalen (durch den After in den Mastdarm) Ultraschallsonde durchgeführt werden (Abbildung unten). Dabei wird mit einer Nadel über den Mastdarm mit dem Ultraschall in der Prostata

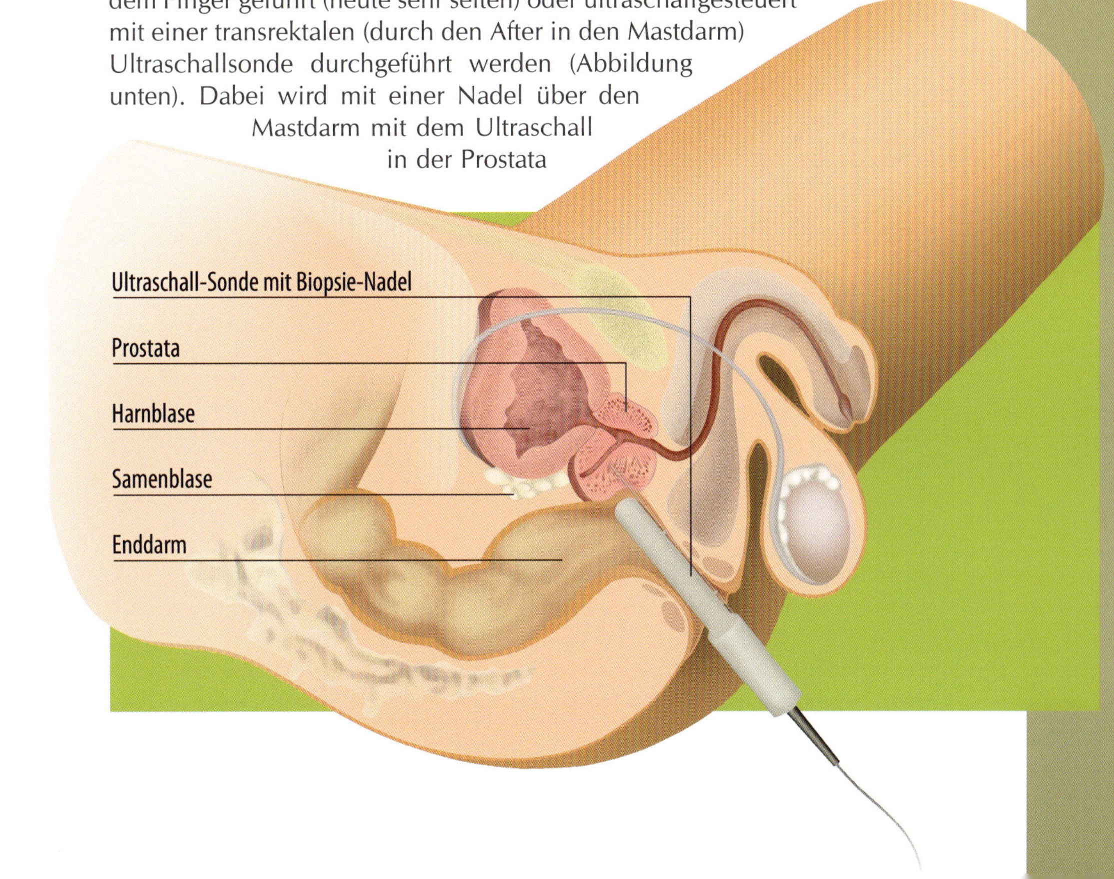

gezielt Gewebe entnommen. In der Regel werden je nach Größe der Prostata zwischen acht und zwölf (manchmal mehr) Gewebezylinder aus der Prostata entnommen. Der Eingriff erfolgt zumeist unter Lokalanästhesie. Da der Zugang über den Mastdarm erfolgt und eine bakterielle Verunreinigung wahrscheinlich ist, ist eine antibiotische Prophylaxe unumgänglich. Patienten mit Herzklappenproblemen sollten ihren Urologen unbedingt darüber in Kenntnis setzen, damit er das geeignete Antibiotikum auswählen kann. Der Arzt sollte auch über alle anderen Medikamente, die der Patient einnimmt, informiert werden, vor allem, wenn es sich um Medikamente zur Blutverdünnung handelt. Nach der Biopsie kann vorübergehend (bis rund vier Wochen) Blut im Urin, im Mastdarm oder im Sperma erscheinen. Eine Infektion mit Fieber oder Schüttelfrost ist selten (< 1 %). Gelegentlich kann eine Gewebsentnahme einen Harnverhalt auslösen, d.h., der Patient kann nach der Biopsie die Blase nicht mehr entleeren. In diesem Fall muss vorübergehend ein Blasenkatheter gelegt werden.

Anhand der Biopsie lässt sich unterscheiden, ob es sich um eine gutartige Prostatavergrößerung, um eine mögliche Vorstufe von Krebs, eine sogenannte „prostatische intraepitheliale Neoplasie" (PIN) oder um Prostatakrebs handelt. Es ist wichtig zu wissen, dass es sich dabei nur um Stichproben handelt und es deshalb möglich ist, kleine Tumore zu verpassen. Bei Vorstufen von Krebs (PIN) oder bei weiter ansteigenden PSA-Werten nach negativer Biopsie muss unter Umständen ein zweites oder ein drittes Mal biopsiert werden.

Was geschieht nach der Gewebsentnahme?

Auch wenn eine erste Entnahme von Prostatagewebe keinen Hinweis auf das Vorliegen von Krebszellen ergeben hat, muss eine erneute Biopsie in Betracht gezogen werden, da ein Krebs dadurch noch nicht ausgeschlossen werden kann. Ansonsten werden der Verlauf des PSA-Wertes und der Tastbefund in regelmäßigen Abständen kontrolliert und aufgrund dieser Befunde wird die Entscheidung über weitere Maßnahmen gefällt.

Hat die Biopsie das Vorliegen von Krebszellen in der Prostata bestätigt, werden in den meisten Fällen bildgebende Untersuchungen wie Computertomographie (CT), MRI (Magnetic-Resonance-Imaging) und Knochenszintigrafie ergänzend durchgeführt, um das Vorliegen von großen Lymphknoten- oder Knochenmetastasen auszuschließen.

Wie sieht mein Risiko aus?

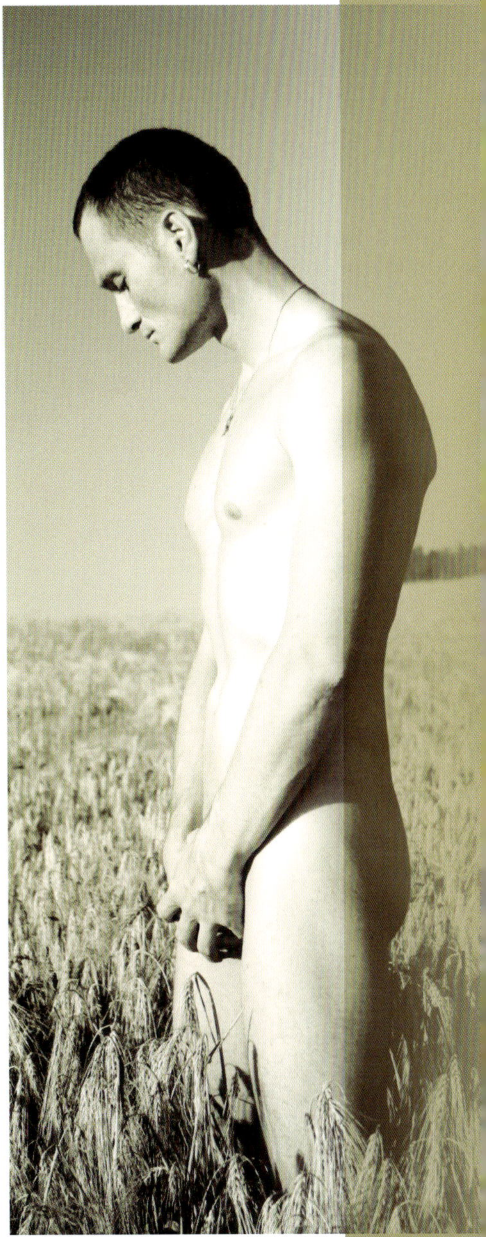

Wenn der Tastbefund der Prostata normal ist und der PSA-Wert niedrig (< 2,5 mg/L), ist die Wahrscheinlichkeit für das Vorliegen eines Prostatakrebses sehr klein. Bei Werten über 2,5 mg/L steigt die Wahrscheinlichkeit für den Nachweis eines Prostatakrebses bei der Biopsie. Bei Werten über 20 mg/L steigt zudem das Risiko auf das Vorliegen eines nicht mehr organbegrenzten Prostatakrebses und auf bereits bestehende Metastasen.

Das Risiko, an einem Prostatakrebs zu erkranken, steigt mit dem Alter. Daher sollten sich Männer, die eine Abklärung bezüglich eines Prostatakrebses wünschen, ab dem 50. Altersjahr einer regelmäßigen Vorsorgeuntersuchung (siehe Seite 90) unterziehen. Die Entscheidung, sich im Rahmen eines Check-ups einer Prostatakrebs-Vorsorgeuntersuchung unterziehen zu lassen, liegt schließlich bei jedem einzelnen. Es ist deshalb wichtig, mit seinem Arzt darüber zu sprechen, um über die möglichen Folgen einer solchen Abklärung diskutieren zu können.

Bei familiärer Häufung steigt das Risiko, an einem Prostatakrebs zu erkranken. Falls ein Verwandter ersten Grades (Vater, Bruder) an Prostatakrebs erkrankt ist, verdoppelt sich das Risiko. Sind zwei Verwandte ersten Grades von einem Prostatakrebs befallen, steigt das Risiko auf das Sechs- bis Zehnfache. Männer mit familiärer Häufung sollten sich ab dem 45. Lebensjahr einer Vorsorgeuntersuchung unterziehen, um einen allfälligen Prostatakrebs frühzeitig zu erkennen und einer Therapie zuzuführen.

Aufgrund der erhobenen Befunde kann Ihr behandelnder Urologe mit Hilfe von zum Teil internetbasierten Risikokalkulatoren Ihr Risiko berechnen.

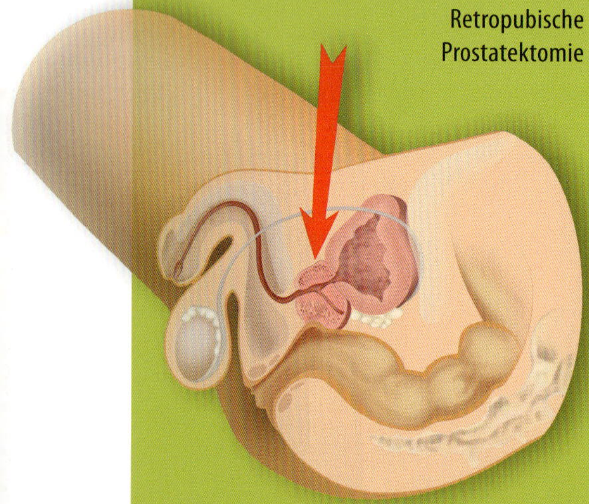

Abbildung 1a

Retropubische Prostatektomie

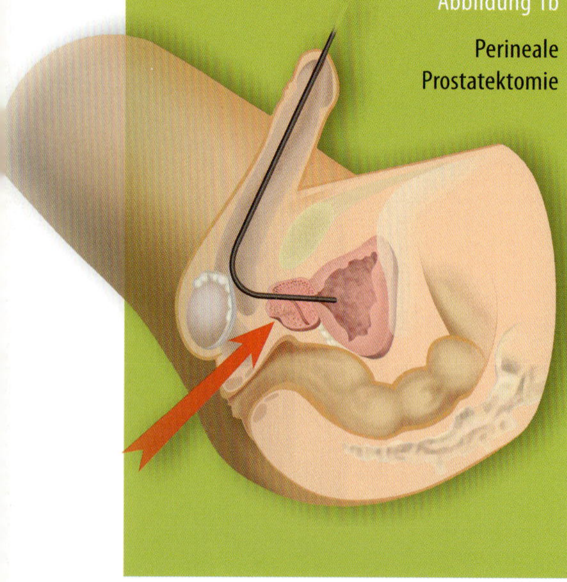

Abbildung 1b

Perineale Prostatektomie

Die Behandlung bei Prostatakrebs

Ist die Diagnose des Prostatakrebses einmal gestellt, muss über die Behandlungsmethode entschieden werden. In den wenigsten Fällen, beim sehr fortgeschrittenen Prostatakrebs, besteht ein rascher Handlungsbedarf. Bei den übrigen hat man Zeit, sich über die verschiedenen Methoden zu informieren. Im Zweifelsfall empfiehlt es sich, eine Zweitmeinung einzuholen.

Die beste Behandlungsmethode muss immer individuell für den einzelnen Patienten eruiert werden, denn sie hängt von verschiedensten Faktoren wie Alter, Begleiterkrankungen, Krankheitsstadium, Tumoraggressivität etc. ab.

Es gibt diverse Behandlungsmöglichkeiten, die der Patient mit seinem Hausarzt, seinem Urologen und/oder mit den verschiedenen Spezialisten wie Radioonkologen oder Onkologen, die sich ebenfalls mit dieser Krankheit befassen, besprechen kann. Bei der Wahl der Behandlung ist die Unterscheidung, ob der Krebs auf die Prostata begrenzt ist oder ob er bereits weit über die Grenzen des Organs hinausgewachsen ist oder ob der Tumor gestreut hat, entscheidend. Nur wenn der Prostatakrebs auf die Prostata begrenzt ist, ist eine Heilung, d.h. eine Befreiung des Körpers von allen Krebszellen, möglich. Für die Behandlung des organbegrenzten Prostatakrebs stehen Operation,

Strahlenbehandlung und Beobachtung des natürlichen Verlaufs zur Diskussion. Beim fortgeschrittenen Prostatakrebs (chirurgisch und strahlentherapeutisch nicht beherrschbare Organüberschreitung, Metastasierung) ist die Weiterentwicklung des Leidens mit einer Hormonbehandlung zu behindern. Der Zeitpunkt des Behandlungsbeginns wird auch in dieser Situation individuell festgelegt und hängt vor allem von den Beschwerden und der Tumorausdehnung ab.

Die Behandlungsmöglichkeiten beim organbegrenzten Prostatakrebs

Operation (radikale Prostatektomie)

Bei der totalen oder radikalen Prostatektomie (nicht zu verwechseln mit der Prostataoperation bei gutartiger Vergrößerung, siehe Seite 44 ff.) wird die gesamte Prostata mit den Endstücken der Samenleiter und den Samenblasen entfernt. Ziel der Operation ist die vollständige Entfernung der tumortragenden Prostata, d.h. die Heilung der Krebskrankheit.

Heute kann die Prostata

- durch einen Bauchschnitt (retropubisch; Abbildung 1a),
- vom Damm her (perineal; Abbildung 1b)
- oder durch eine Bauchspiegelung (laparoskopisch; Abbildung 1c oder roboter-assistiert; Abbildung 1d)

entfernt werden. Die Wahl der Methode hängt von der Konstitution des Patienten,

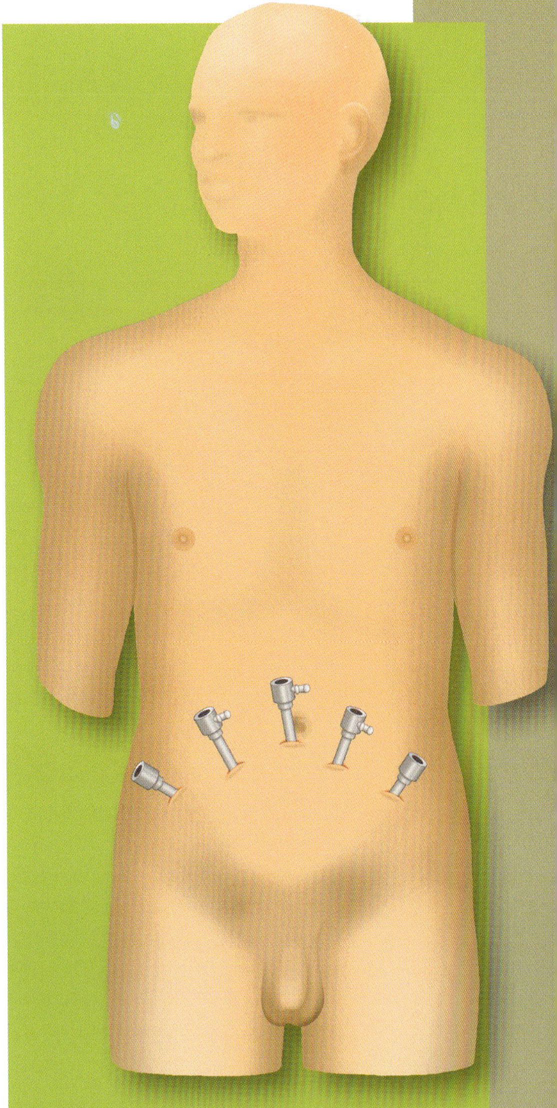

Abbildung 1c

Laparoskopische Prostatektomie

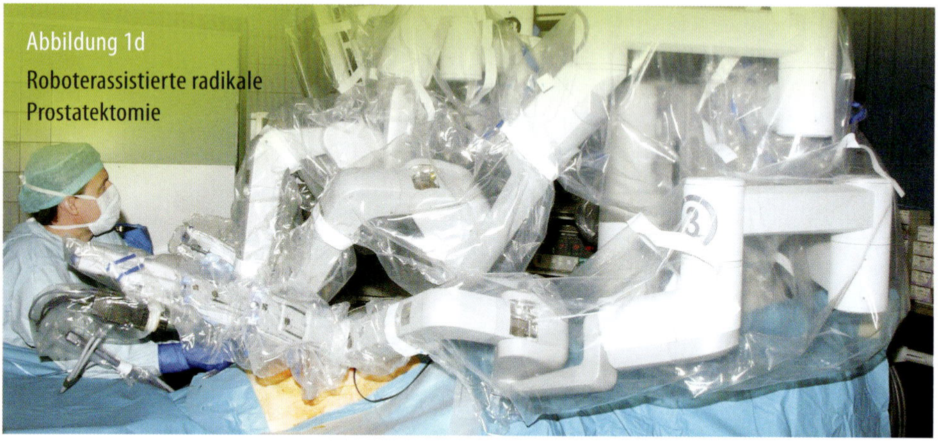

Abbildung 1d
Roboterassistierte radikale Prostatektomie

vom Tumortyp, von seiner Ausdehnung, von den Begleiterkrankungen, Voroperationen sowie von der Erfahrung des Chirurgen ab. Nach heutigem Wissensstand sind die drei Methoden betreffend den Heilungschancen in etwa vergleichbar. Die Länge des Spitalaufenthaltes richtet sich nach der gewählten Operationsmethode und dauert zwischen vier und zwölf Tagen. Die Dauer der Rekonvaleszenz variiert zwischen den Methoden und Patienten. Sie hängt auch von der beruflichen Aktivität ab und beträgt rund zwei Wochen bis mehrere Monate.

Ziel des Eingriffes ist die vollständige Entfernung der Prostata mit den Samenblasen und die Wiederherstellung der Kontinuität von Blase zu Harnröhre (Abbildungen 2a und 2b). Bei biologisch aggressiveren Tumoren, sogenannten intermediären und Hochrisiko-Prostatakrebsarten, wird die Entfernung der Lymphknoten empfohlen. Die Lymphknoten sind der erste Filter, in dem Tumorzellen gefangen werden, wenn sie aus dem Tumor in die Lymphbahnen einbrechen. Dies erlaubt einerseits eine bessere Beurteilung der Tumorausdehnung, andererseits besteht die Chance auf ein besseres Überleben, wenn alle befallenen Lymphknoten entfernt sind.

Bei der Operationstechnik ist unabhängig von der gewählten Methode für gute funktionelle Resultate die Schonung der für die Kontinenz und Potenz verantwortlichen Nerven-Gefäß-Bündel (sogenannte neurovaskuläre Bündel) entscheidend, sofern diese aus tumorchirurgischen Gründen nicht mit reseziert werden müssen. Diese Nerven-Gefäß-Bündel laufen seitlich an der Prostatahinterfläche zum Schließmuskel und zu den Schwellkörpern.

Den guten Heilungschancen der radikalen Operation stehen heutzutage nur noch wenige Nebenwirkungen entgegen. Das Risiko des unkontrollierten Harnverlustes (Inkontinenz) ist heute seltener geworden und beträgt noch ca. 1–15%, je nachdem, wie viel von den Nerven-Gefäß-Bündeln erhalten werden kann. Wichtig für die Rekonvaleszenz der Kontinenz ist auch eine aktive Teilnahme des Patienten. Die Erholung der Kontinenz nach dem Eingriff kann bis zu zwölf Monate dauern. Nach zwölf Monaten ist kaum mehr mit einer Erholung zu rechnen und es sind weitere therapeutische Maßnahmen angezeigt (z.B. Einbringen eines künstlichen Schließmuskels). Erektionsstörungen treten in 40 bis 80 % der Fälle auf, können aber mit Hilfsmitteln (Medikamente, Schwellkörperautoinjektion u.a.) behandelt werden. Der Umstand, dass die Potenz mit dem Alter abnimmt, trägt hierbei negativ bei. Die Potenz kann sich aber bis zwei (manchmal auch vier) Jahre nach dem Eingriff

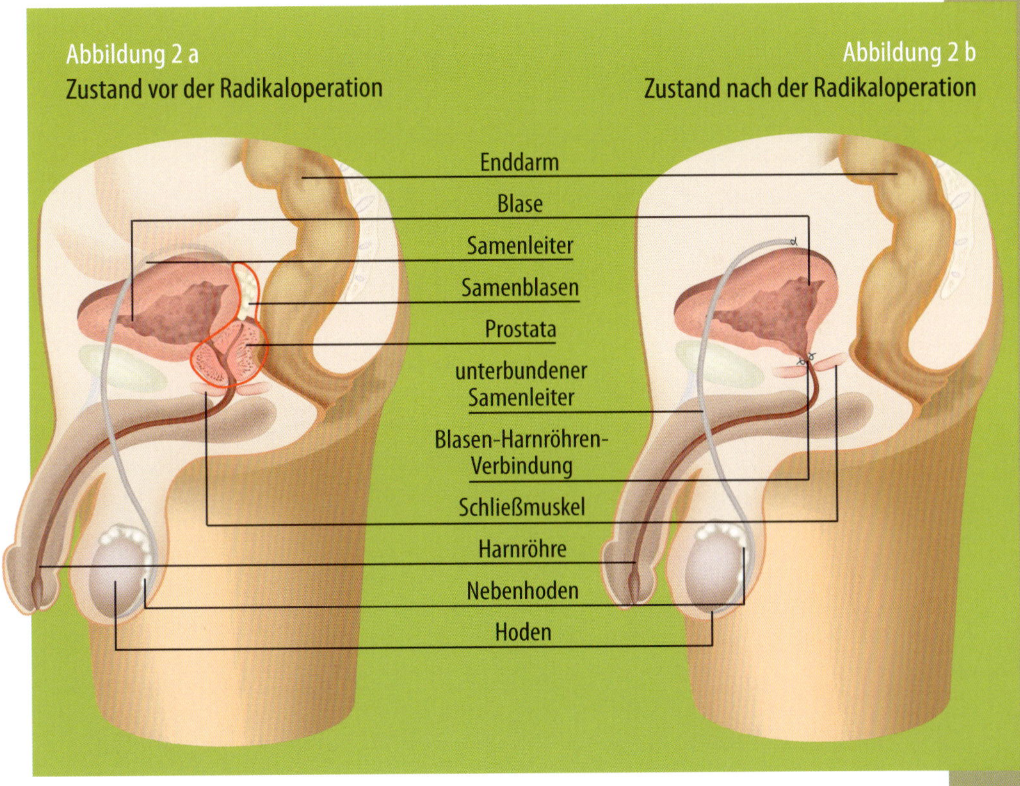

erholen. Andere Nebenwirkungen dieses Eingriffes sind die überschießende Vernarbung im Bereich der Naht zwischen Harnblase und Harnröhre und die Wundwasseransammlung (sogenannte Lymphozele) nach Entfernung der Lymphknoten. Erstere muss erweitert, letztere punktiert und abgeleitet werden. In aller Regel braucht es keine Bluttransfusionen bei diesem Eingriff.

Die Vorteile des chirurgischen Eingriffes sind die radikale Entfernung des Tumors und eine bessere Beurteilung der Tumorausdehnung, was eine voraussichtigere Planung einer allenfalls notwendigen weitergehenden Therapie erlaubt. Die Beurteilung der Tumorausdehnung erfolgt durch die Untersuchung des entnommen Gewebes. Die mikroskopische Untersuchung des entnommenen Gewebes, d.h. der Prostata, der Samenblasen und allfälli-

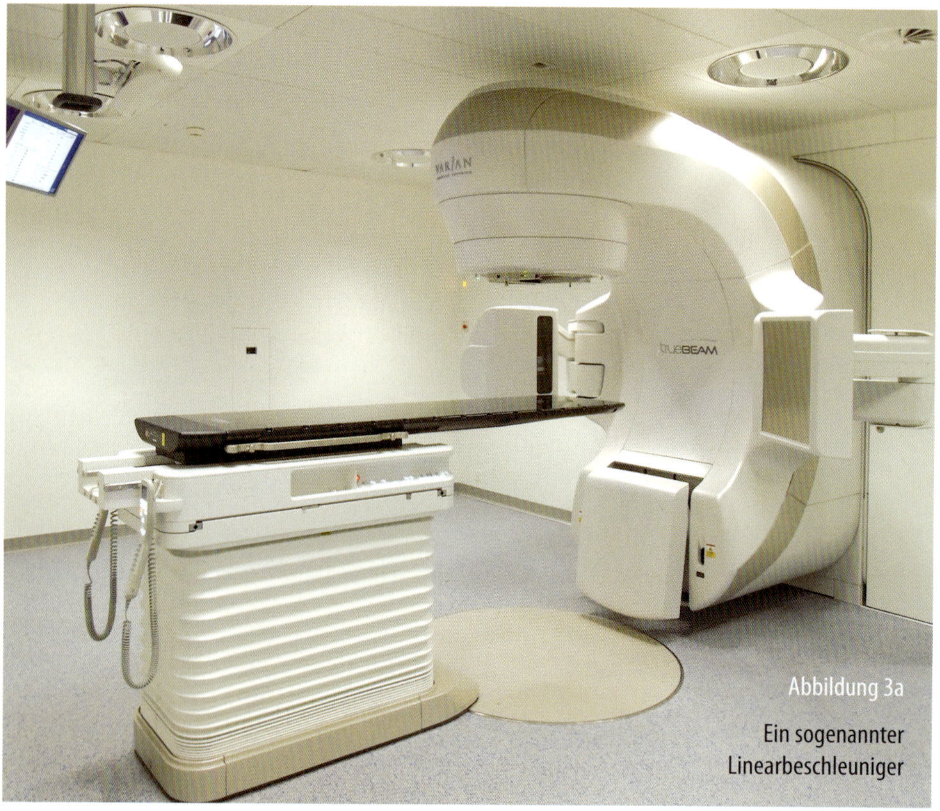

Abbildung 3a

Ein sogenannter Linearbeschleuniger

ger Lymphknoten, erlaubt eine genauere Aussage bezüglich der Größe, der Ausdehnung und der Aggressivität des Tumors. Wenn sich der Krebs mikroskopisch gesehen auf das Innere der Prostatakapsel beschränkt, bestehen die besten Chancen auf Heilung. Ist hingegen der Tumor über den Prostatarand hinausgewachsen, sinken die Heilungschancen. Zurzeit gibt es keine ganz zuverlässige Methode, die erlaubt, vor der Operation zu entscheiden, ob der Tumor auf die Prostata beschränkt ist oder nicht. In rund 20 bis 30 % der Fälle zeigt sich nach der Operation, dass der Tumor die Prostata bereits überschritten hat. Es müssen dann ergänzende Behandlungsmaßnahmen besprochen bzw. in Betracht gezogen werden (Bestrahlung, Hormonbehandlung, siehe unten).

Nach Entfernung des Prostatakrebs lässt der Verlauf des PSA-Wertes Rückschlüsse auf das Wachstum zu. So kann ein wiederum erhöhter PSA-Wert auf ein erneutes Wachstum, sogenanntes Tumorrezidiv, hinweisen und weitere Abklärungen hinsichtlich weiterer Therapieschritte einleiten.

Bestrahlung (Radiotherapie)

Röntgenstrahlen vermögen ab einer gewissen Energie Krebszellen zu zerstören. Die Bestrahlung der Prostata bleibt den Patienten vorbehalten, die für eine Behandlung in heilender Absicht in Frage kommen und die eine Operation aus persönlichen Gründen wegen möglicher Nebenwirkungen wie Erektionsstörungen und der Gefahr des unkontrollierten Wasserlassens ablehnen oder die wegen einer Begleiterkrankung nicht operiert werden können.

Externe Bestrahlung

Die sogenannte externe Bestrahlung (Abbildung 3a) kann bei jeder Tumorausdehnung angewendet werden und ist mittlerweile über mehrere Jahrzehnte standardisiert und verbessert worden. In einer Voruntersuchung (sogenannte Therapieplanung) werden Strahlungsfelder definiert, die auf das Volumen, die Form und die Struktur der Prostata abgestimmt sind. Ziel ist es, die gesamte notwendige Strahlendosis auf die Prostata zu zentrieren und zu limitieren, um die Krebszellen in der Prostata zu zerstören. Die umliegenden Organe (Blase, Mastdarm) sollen von der Bestrahlung möglichst verschont bleiben. Diese Behandlung wird ambulant durchgeführt. Während sechs bis acht Wochen wird an jedem Werktag einmal täglich eine definierte Strahlendosis verabreicht.

Die Therapie wird im Allgemeinen gut vertragen und ermöglicht eine schnelle Wiederaufnahme der Arbeitstätigkeit. Im Laufe der Zeit können aber Blasenschmerzen, verstärkter Harndrang bis zur Dranginkontinenz (1–2 %) und Erektionsstörungen auftreten. Im Vergleich zur Operation tritt die Verschlechterung der Erektion nicht unmittelbar auf, sondern entwickelt sich über Wochen bis Monate. Nach zwei Jahren wird eine Impotenz bei 30 bis 70 % der Patienten beobachtet. Nicht zu vernachlässigen sind die strahlenbedingten Stuhlbeschwerden mit Schmerzen beim Stuhlgang, Blut im Stuhl, lokalem Brennen und Durchfall. In großen Studien, die die Operation mit der Bestrahlung verglichen haben, war die Lebensqualität der Patienten zwei Jahre nach der Therapie praktisch gleich. Ob die modernen Formen der externen Strahlenbehandlung nach 15 Jahren die gleich guten Überlebensraten wie die Operation erbringen, muss noch gezeigt werden.

Um Strahlenschäden in den der Prostata benachbarten Organen zu vermeiden, kann nicht eine beliebig große Strahlendosis verabreicht werden. Somit ist es möglich, dass einzelne Krebsherde ungenügend bestrahlt werden und sich mit der Zeit weiterentwickeln. In Fällen mit lokal ausgedehntem Krebswachstum ist deshalb die Kombination der externen Bestrahlung mit einer Hormonbehandlung (siehe unten) vielversprechend.

Da die Prostata und ihre Anhangsorgane nicht entfernt werden, können die Krebszellen nicht genauer untersucht werden. Aus diesem Grunde sind Aussagen über die individuelle Prognose nach der Strahlenbehandlung schwieriger als nach der radikalen Prostatektomie. Der Verlauf und die Prognose werden nach der Strahlentherapie aufgrund des PSA-Wertes beurteilt.

Brachytherapie (Spickung der Prostata)

Die Brachytherapie eignet sich vor allem für Patienten mit niedrigem und seltener intermediärem Risiko für Prostatakrebs. „Brachy" steht für kurz und in Brachytherapie für die Strahlentherapie auf kurzem Wege. Bei der Brachytherapie werden über Hohlnadeln in Narkose vom Damm her unter Ultraschallkontrolle kleine, radioaktive Partikel in der Prostata platziert (Abbildung 3b). Statt einer Bestrahlung von außen werden die Krebszellen durch die Strahlung der radioaktiven Elemente auf kurzem Wege in der Prostata abgetötet. Am Computer wird dabei die Dosisverteilung berechnet. Das Auftreten von Harn-, Stuhl- und Erektionsstörungen hängt von der Strahlendosis, vorbestehenden Beschwerden und der Beobachtungszeit nach der Behandlung ab. Kurz nach der Behandlung sind sie bei guter Patientenauswahl gering. Die

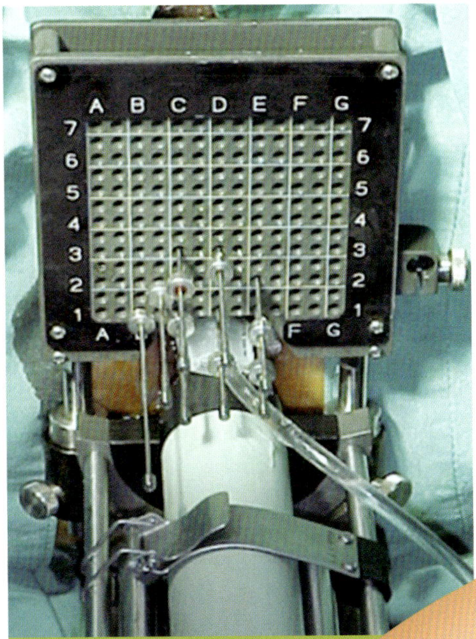

Impotenzrate liegt zwei Jahre nach der Behandlung aber auch bei 30 bis 50 %. Langzeitresultate von mehr als 15 Jahren stehen aus. Daten bis zum heutigen Zeitpunkt zeigen, dass die Heilungsrate bei bestimmten Patientengruppen nicht so gut ist wie nach der Operation oder der äußeren Bestrahlung. Die Methode kommt somit insbesondere für Patienten mit weniger aggressiven Tumoren in Frage, die wenig oder keine Probleme mit dem Wasserlösen haben.

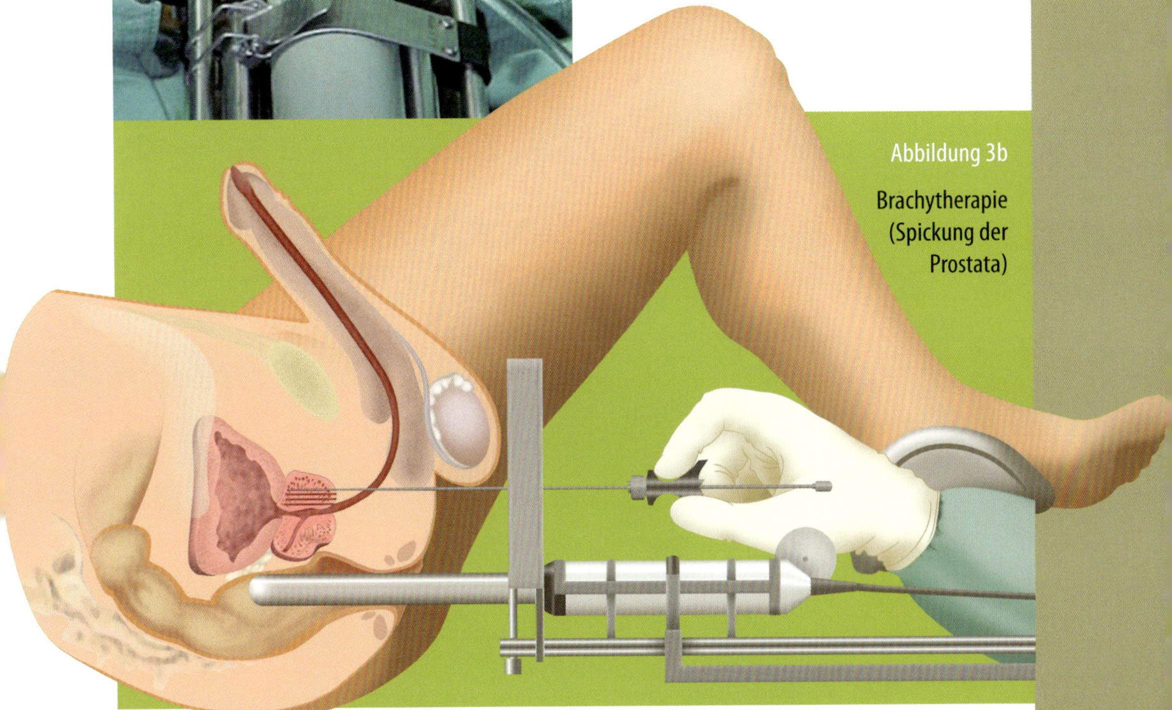

Abbildung 3b

Brachytherapie (Spickung der Prostata)

Abwarten und Beobachten

Es ist bekannt, dass sich gewisse Prostatakrebsarten sehr langsam entwickeln und keine Gesundheitsstörungen verursachen. Die Schwierigkeit bei der Behandlung von Fällen mit lokalisiertem Prostatakrebs mit niedrigem Risiko besteht darin, Patienten mit einem klinisch relevanten Prostatakrebs, die von einer radikalen Therapie profitieren, von denen abzugrenzen, die keiner Therapie bedürfen. Ein beträchtlicher Anteil der Patienten, bei denen man mithilfe einer Gewebsentnahme einen Prostatakrebs nachweisen kann, wird nicht aufgrund des Krebses, sondern vorher aus anderen Gründen versterben, insbesondere wenn es sich um ältere Patienten mit zusätzlichen Erkrankungen handelt. Durch den Verzicht auf eine sofortige Behandlung kann in diesen Fällen eine behandlungsbedingte Beeinträchtigung der Lebensqualität meist vermieden werden. Bei Männern über 65 Jahren kann in Abhängigkeit der Biopsieresultate ein sogenanntes „Active Surveillance" (aktives Überwachen) durchgeführt werden, wobei regelmäßig der PSA-Wert bestimmt wird, die Prostata palpiert und in ein- bis zweijährlichen Abständen eine Biopsie der Prostata durchgeführt wird. Es kann aber sein, dass im Verlauf nach einem oder mehreren Jahren eine Behandlung aufgrund des Fortschreitens der Erkrankung notwendig wird.

Da die 15-Jahre-Überlebensrate auch bei wenig aggressiven Tumoren schlechter ist als nach Operation oder Bestrahlung, sollten insbesondere Männer unter 65 Jahren eine Therapie in Erwägung ziehen.

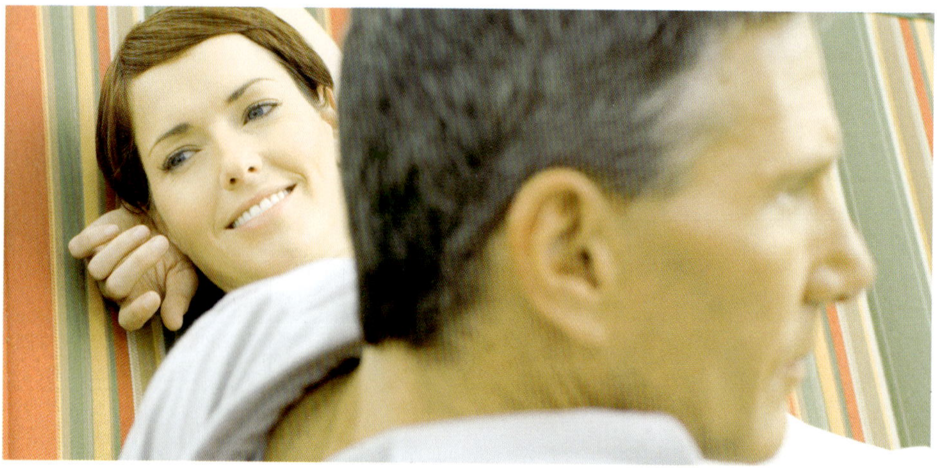

Ein solches aktives Überwachen sollte im Gespräch mit dem behandelnden Urologen zur Sprache kommen. Ihr Urologe sollte Sie in Abhängigkeit der Biopsieresultate und anderer Faktoren über die Möglichkeit und Chancen dieses Vorgehens sowie über das entsprechende Progressionsrisiko aufklären.

Andere Therapieoptionen

Die Operation und die Strahlentherapie des Prostatakrebses haben die Prüfung der Zeit bestanden. Das „aktive Zuwarten" wird bei Tumoren mit niedrigem Malignitätspotential eingesetzt. In Zeitschriften und im Internet werden immer wieder neue Methoden aufgeworfen und offeriert – derzeit vor allem die hochfokussierte Ultraschalltherapie (HIFU). Der Eingriff ist nur in Vollnarkose möglich und macht einen mehrtägigen Krankenhausaufenthalt nötig. Da die Datenlage zu dieser Therapie derzeit nicht eindeutig ist, kann noch keine generelle Empfehlung gegeben werden. Vermutlich wird sich HIFU ohnehin eher für kleinere Tumore und niedrigere PSA-Werte eignen. Nach derzeitigem Kenntnisstand ist mit Nebenwirkungen wie leichte bis schwere Inkontinenz und gestörte Erektionsfähigkeit zu rechnen. Bei all diesen neuen Methoden ist oft die Erfahrung noch zu kurz und gering, um relevante Aussagen über ihre Wirksamkeit zu machen, oder diese Methoden müssen noch als experimentell eingestuft werden, was nicht heißt, dass sie nie bei der Behandlung des Prostatakrebses etabliert werden. Sprechen Sie Ihren Urologen zu diesen Methoden an.

Behandlungsmöglichkeiten beim fortgeschrittenen Prostatakrebs

Hormonbehandlung

Die Entwicklung und das Wachstum des Prostatakrebses sind abhängig von den männlichen Sexualhormonen. Das Wachstum des Tumors kann durch die Blockade oder Unterdrückung der Hormonwirkung verändert werden. Dabei handelt es sich nicht mehr um eine Heilung des Prostatakrebs, sondern um eine Verzögerung des weiteren Krebswachstums und im besten Fall um eine Blockierung des Wachstums. Die Hormonbehandlung erlaubt zudem eine Linderung der durch Metastasen hervorgerufenen Schmerzen. Man spricht von einer palliativen oder lindernden Behandlung.

Die Hormontherapie kann auf verschiedene Weise durchgeführt werden:

- entweder mittels Operation (sogenannte «Orchiektomie»)
- oder mit Medikamenten (sogenannte „LHRH-Analoga", „LHRH-Antagonisten" sowie „Antiandrogene").

Bei der Operation wird dem Patienten in Narkose, Spinal- oder Lokalanästhesie das hormonproduzierende Hodengewebe entfernt. Der gewünschte Hormonstopp tritt dann sofort ein.

Bei den Medikamenten stehen dem Patienten die LHRH-Analoga oder LHRH-Antagonisten zur Verfügung, die je nach Produkt in ein-, drei- oder sechsmonatigen Abständen gespritzt werden und somit die Operation ersetzen. Dabei handelt es sich um synthetische Substanzen, die den natürlichen Hormonen

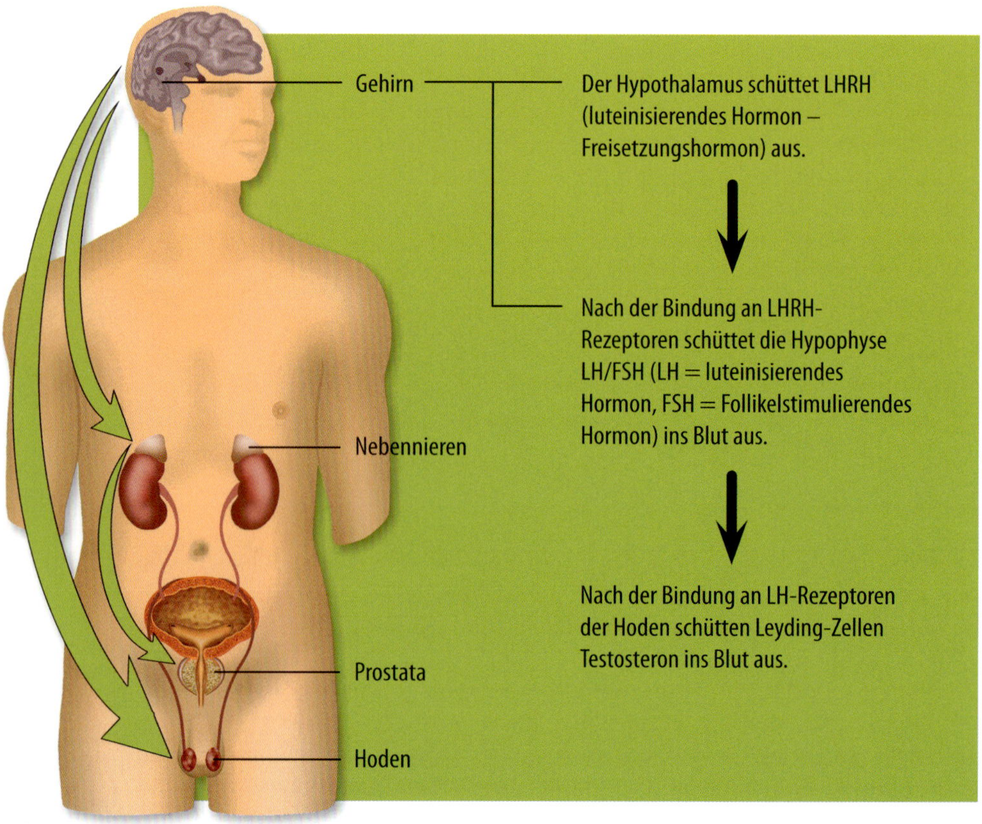

ähnlich sind und über das Zwischenhirn die Produktion der Sexualhormone unterdrücken. Die Wirkung und die Nebenwirkungen (Verminderung der Libido und der Potenz, Hitzewallungen und längerfristig eine Osteoporose) sind mit denen nach operativer Entfernung des Hodengewebes vergleichbar.

Eine weitere Art der medikamentösen Hormontherapie stellen die Antiandrogene dar. Sie unterdrücken die Wirkung des Testosterons unmittelbar an der Tumorzelle, beeinflussen jedoch Potenz und Libido kaum. Die häufigste damit in Zusammenhang stehende unerwünschte Wirkung besteht in einer schmerzhaften Brustvergrößerung, die mit vorgängiger äußerer Bestrahlung weitgehend gelindert werden kann. Die Antiandrogene sind in der Regel als Tabletten erhältlich und müssen je nach Medikament jeden Tag 1 bis 3 x eingenommen werden.

Behandlung des hormon(kastrations-)resistenten Prostatakrebses

Nach einem Zeitraum von mehreren Monaten bis mehreren Jahren verliert die Hormontherapie meist ihre Wirksamkeit. Man spricht dann von einem hormon(kastrations)resistenten Prostatakrebs, der erneut Beschwerden hervorrufen kann. Deshalb ist der Arzt gezwungen, andere Therapiemittel einzusetzen, wie die Chemotherapie, die Bestrahlung der Metastasen oder Medikamente, welche über den Knochenstoffwechsel auf das Wachstum der Knochenmetastasen einwirken. Von Fall zu Fall wird von Ihrem behandelnden Urologen zusammen mit Spezialisten (Radioonkologen, Onkologen) entschieden, welche Behandlung in Frage kommt.

Der Krankheitsverlauf wird durch PSA-Messungen und andere diagnostische Möglichkeiten wie Computertomografie, Magnetresonanzuntersuchung, Knochenszintigrafie und andere kontrolliert.

Wie können Begleiterscheinungen des Prostatakrebses gelindert werden?

Knochenmetastasen können Ursache heftiger Schmerzen oder spontaner Knochenbrüche sein. Lymphknotenmetastasen können Thrombosen verursachen. Das lokale, unkontrollierte Krebswachstum in der Prostata kann zu Harnblasenblutungen, Harnverhaltung oder zu einer Blockade der oberen

Harnwege führen. Regelmäßige Kontrollen haben den Zweck, diese Begleiterscheinungen einer fortschreitenden Krebskrankheit rechtzeitig zu erkennen, sodass frühzeitig mit einer gezielten Behandlung (z.B. Medikamente, Bestrahlung, Katheter, operative Behebung von Harnblockaden) begonnen werden kann.

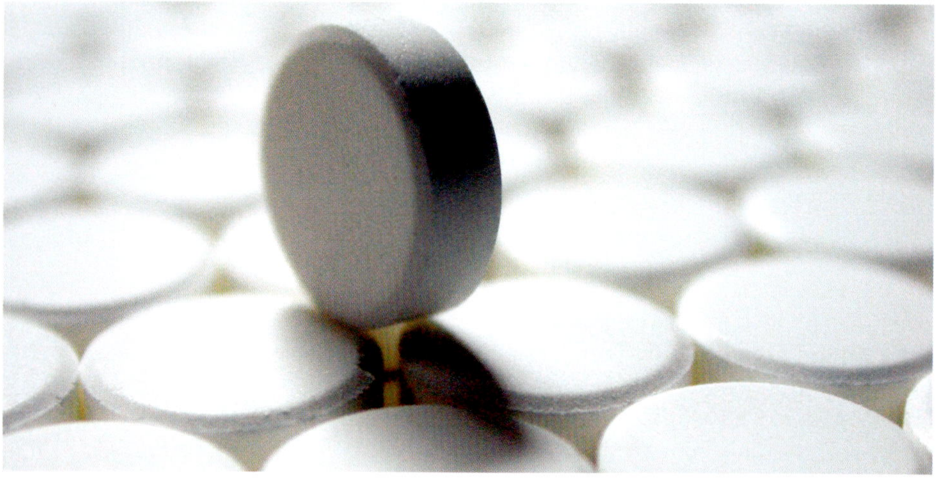

Was bringt die Zukunft?

Die Bestrebungen gehen dahin, einerseits die diagnostischen (z.B. Bildgebung) und prognostischen Möglichkeiten zu verbessern und andererseits neue, bessere und mit weniger Nebenwirkungen verbundene Behandlungsmethoden zu entwickeln. Bei den alternativen Behandlungsmethoden handelt es sich hauptsächlich um die Anwendung physikalischer Mittel, die durch lokale, auf die Prostata gerichtete Hitze-, Kälte- oder andere Energieanwendung eine Zerstörung der Krebszellen anstreben. Die Entwicklung neuer Medikamente basiert hauptsächlich auf Erkenntnissen der Genforschung und zellbiologischer Mechanismen im Zusammenhang mit der Krebsentstehung. Dabei wird versucht, eine zielgerichtete Wirkung mit möglichst wenigen Nebenwirkungen zu erreichen.

Die Wirksamkeit vieler dieser neuen Möglichkeiten wird zurzeit in klinischen Studien untersucht.

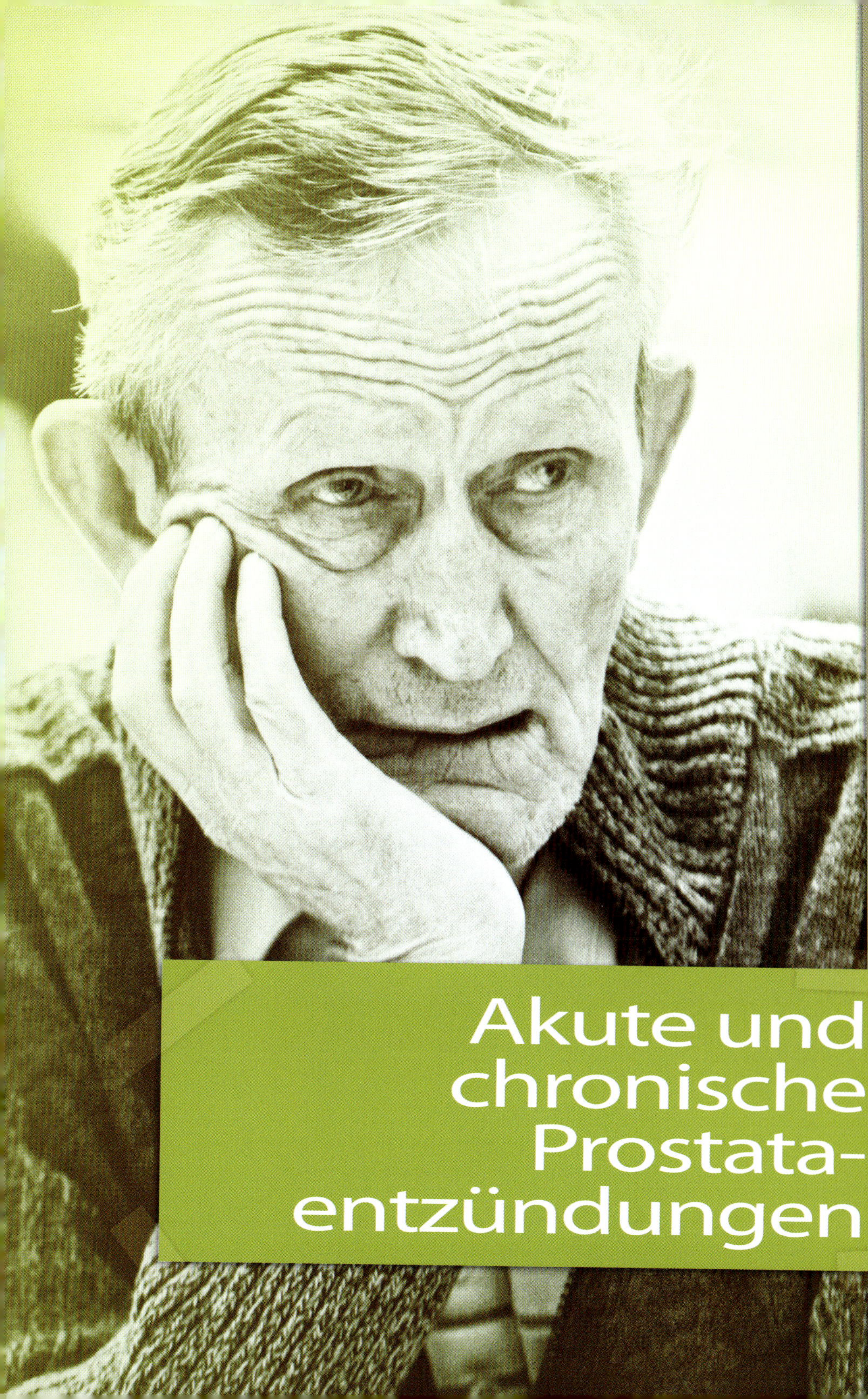

Akute und chronische Prostata-entzündungen

Akute und chronische Prostataentzündungen

Was ist eine Entzündung?

Entzündungen sind ganz allgemein die Antwort des Körpers bzw. seiner Bausteine, die Körperzellen, auf Schädigungen oder Verletzungen. Diese Schädigungen können von außen ausgelöst werden, z.B. durch Infektionen verursachende Krankheitserreger wie Bakterien, oder Viren, oder von innen, also dem Körper eigenen Ursachen, wie z.B. Schadstoffe aus abgestorbenen Zellen oder auch Giftstoffe, die im Körper selbst gebildet werden.

Dieser Vorgang der Entzündung kann akut entstehen oder chronisch, also fortdauernd, bestehen bleiben.

Der Körper reagiert auf die Schädigungen sowohl von außen als auch von innen zunächst mit relativ gleichgerichteten Abwehrmechanismen. Er muss natürlich zunächst die schädigende Ursache erkennen können, um dann darauf zu reagieren. Fast alle Zellen des Körpers haben hierfür die Fähigkeit, schädigende Substanzen erkennen zu können. Sie zeigen dies ihren Nachbarzellen und auch weiter entfernten Zellen als Schädigung an, was dazu führt, dass zur Körperabwehr spezialisierte Zellen, die sogenannten Abwehrzellen, an den Ort der Schädigung geleitet werden, um sie abzuwehren. Dies wird gerne mit dem Begriff der Polizeitätigkeit beschrieben und die Abwehrzellen werden dann als Körperpolizei umschrieben. Bei einer akuten Schädigung hat sich die Körperpolizei jedoch noch nicht auf die Methoden des bedrohenden Feindes einstellen können, sodass die Abwehr relativ undifferenziert erfolgt und auch Nebenschäden z.B. an körpereigenen Zellen in Kauf genommen werden müssen. Bei wiederholter gleichgerichteter Schädigung kann die Körperpolizei jedoch ihre Methoden verfeinern, sodass die Abwehr deutlich zielgerichteter und fast ohne Begleitschaden verläuft. Trotz der hervorragend trainierten Körperabwehr kann es vorkommen, dass entweder die schädigenden Substanzen in geringer Zahl zurückbleiben oder bestimmte

Prozesse, die als Antwort auf die akute Schädigung entstanden sind, nicht abgeschaltet werden können, also weiterlaufen und damit einen chronischen Prozess einleiten.

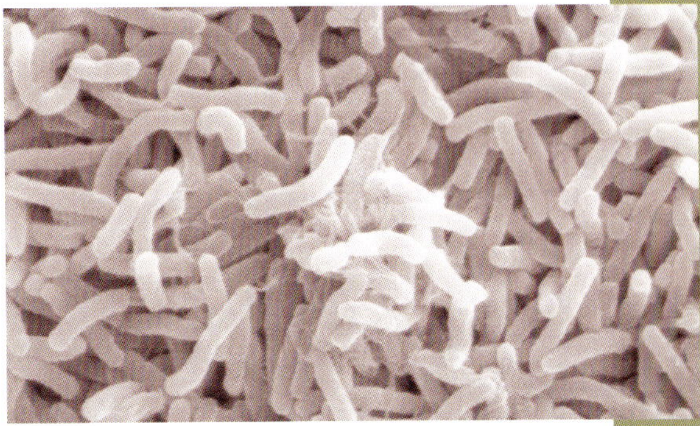

Eine Prostataentzündung kann durch Bakterien ausgelöst werden.

Von chronischen Entzündungen und Infektionen spricht man dann, wenn der Prozess länger als drei Monate bestehen bleibt. Dementsprechend unterscheiden sich auch die Beschwerden bei akuten und chronischen Problemen. Akute Infektionen und Entzündungen verlaufen sehr häufig mit starken Beschwerden, die sich auch dem gesamten Körper mitteilen können, also auch jenseits der befallenen Region deutlich wahrgenommen werden, aber in aller Regel nach einigen Tagen der Behandlung verschwinden. Chronische Entzündungen hingegen verursachen häufig in ihrer Ausprägung wechselnde Beschwerden. Die Behandlung ist meistens sehr viel langwieriger und kann auch wechselnde Therapien notwendig machen.

Während bei der akuten Entzündung die eine Entzündung charakterisierenden Abwehrzellen und Botenstoffe praktisch immer erhöht nachweisbar sind, ist dies bei der chronischen Entzündung häufig sehr viel schwieriger zu erfassen.

Wie äußert sich eine Prostataentzündung?

Unter dem Begriff der Prostataentzündung oder auch Prostatitis versteht man einen Komplex verschiedener Beschwerdebilder, die im Bereich des Beckens wahrgenommen werden, aber bei lange dauernden chronischen Verläufen auch andere Ausprägungen, wie eine depressive Verstimmung oder sexuelle Funktionsstörungen, aufweisen können. Nicht immer muss der Auslöser aber direkt in der Vorsteherdrüse (Prostata) gelegen sein. Man spricht aufgrund der unterschiedlichen Ausprägung der Beschwerden auch von einem Prostatitis-Syndrom. Es finden sich hierbei Fälle, bei denen eine Infektion ursächlich nachgewiesen werden kann, sowie andere Fälle, bei denen zwar keine Infektion, aber eine Entzündung nachgewiesen werden kann, und wieder andere

Fälle, bei denen weder eine Infektion noch eine Entzündung ursächlich ist. Das Prostatitis-Syndrom ist eines der häufigsten urologischen Probleme. Symptome des Prostatitis-Syndroms betreffen ungefähr 10 % aller Männer und verursachen bei den Patienten teilweise stark beeinträchtigende Beschwerden und auch signifikante volkswirtschaftliche Kosten.

Aufgrund der Schwierigkeiten bei der Abgrenzung infektiöser, entzündlicher sowie nicht entzündlicher Formen wurde eine symptomorientierte, international akzeptierte Klassifikation eingeführt (siehe Tabelle), mit der die akute bakterielle Prostatitis von der chronisch bakteriellen Prostatitis abgegrenzt wird; die von Bakterien verursachten Prostataentzündungen werden weiterhin von dem sogenannten chronischen Schmerzsyndrom im kleinen Becken abgegrenzt, welches in ein entzündliches und ein nicht entzündliches Beckenschmerzsyndrom unterteilt wird. Zuletzt wird noch eine Kategorie der Prostataentzündung ohne Beschwerden unterteilt, die sogenannte asymptomatische Prostatitis, bei der Entzündungszeichen zufällig im Laufe der Untersuchung auf andere Erkrankungen, wie z.B. Prostatakrebs, festgestellt werden, aber dem Patienten keine Beschwerden verursachen.

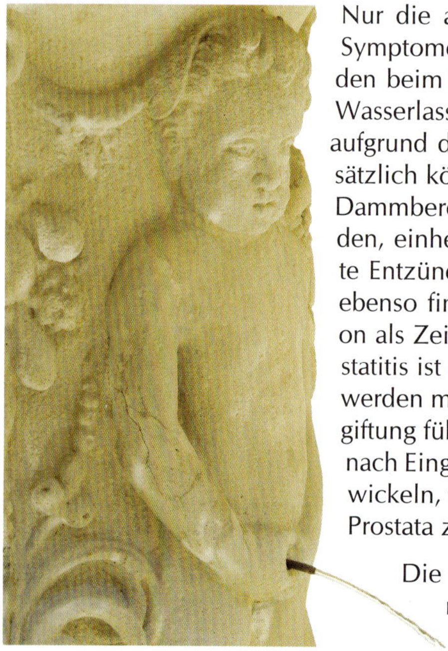

Nur die akute Prostatitis ist im Wesentlichen durch ihre Symptome diagnostizierbar und geht mit starken Beschwerden beim Wasserlassen einher, wie Brennen und häufiges Wasserlassen bis hin zum akuten Harnverhalt (Harnsperre) aufgrund der akut-entzündlich geschwollenen Prostata. Zusätzlich können sich Schmerzen im Bereich des Afters oder Dammbereich (Bereich zwischen Mastdarm und Hoden) finden, einhergehend mit Fieber oder Schüttelfrost. Eine akute Entzündung und Infektion des Nebenhodens kann sich ebenso finden, wie eine begleitende Nierenbeckeninfektion als Zeichen der aufsteigenden Infektion. Die akute Prostatitis ist eine schwere Infektion, die umgehend behandelt werden muss, da sie unbehandelt in eine Form der Blutvergiftung führen könnte. Eine akute Prostatitis kann sich auch nach Eingriffen im Bereich der Prostata oder Harnblase entwickeln, wie z.B. nach einer Gewebeprobenentnahme der Prostata zur Abklärung eines Prostatakrebses.

Die übrigen Formen des Prostatitissyndroms können nicht eindeutig durch ihre Symptomatik differenzialdiagnostisch abgegrenzt werden. Hinweisend für eine chronische bakterielle Prostatitis ist der wiederkehrende Nachweis von Bakterien im Urin in der Vorgeschichte. Berücksichtigt werden weiter der körperliche und psychische Allgemeinzustand der Patienten, Symptome wie bei einer Prostatavergrößerung, sexuelle Beschwerden und chronische Schmerzzustände.

Kategorie	Definition	Beschreibung
I	Akute bakterielle Prostatitis	Akute Infektion der Prostata
II	Chronische bakterielle Prostatitis	Wiederkehrende Infektion der Prostata
III	Chronische Prostatitis/ „chronisches Schmerzsyndrom des Beckens"	Keine nachweisbare Infektion, aber Symptomatik
IIIA	Entzündliches chronisches Schmerzsyndrom des Beckens	Entzündungszeichen in Ejakulat, Prostatasekret oder Urin nach Prostatamassage
IIIB	Nicht entzündliches chronisches Schmerzsyndrom des Beckens	Keine Entzündungszeichen in Ejakulat, Prostatasekret oder Urin nach Prostatamassage
IV	Asymptomatische entzündliche Prostatitis	Keine subjektiven Symptome, entdeckt durch Prostatabiopsie oder durch Entzündungszeichen in Prostatasekret oder Ejakulat

Einteilung des Prostatitis-Syndroms nach der National Institutes of Health-Klassifikation (NIH)

Bei den chronischen Beschwerdebildern zählen Brennen in der Harnröhre, schmerzhafter Samenerguss, blutiges Sperma (Hämospermie) oder auch eitriges Sperma (Pyospermie) zu den häufig geäußerten Symptomen. Weiterhin werden eher diffuse Störungen im Genitalbereich geäußert, welche mit Druck am Schambein, Druck am Damm, Ziehen in den Hoden und im Nebenhoden, Schmerzen im Glied, Leistenschmerzen oder uncharakteristischen Unterbauchbeschwerden einhergehen können. Ebenfalls häufig gefunden werden Störungen beim Wasserlassen wie Brennen beim Wasserlassen, häufiges Wasserlassen sowie nächtliches häufiges Wasserlassen oder auch Nachträufeln. Zusätzlich finden sich bei einigen Patienten Störungen der Sexualfunktionen wie Verlust der sexuellen Lust, Schwierigkeiten bei der Erektion und dem Samenerguss oder Störungen der emotionalen Beziehung. Beschwerden im Enddarmbereich wie Brennen, Jucken am After, Druck im Enddarm und allgemeine Symptome wie z.B. rheumatische Beschwerden im Sinne von Muskelbeschwerden, Reizdarmbeschwerden können ebenfalls wahrgenommen werden.

Bei welchen Anzeichen sollte ich zum Arzt gehen?

Eine akute Therapienotwendigkeit ist fast nur bei der akuten Prostatitis gegeben, da eine Verzögerung der Therapie hierbei auch eine mögliche Verschlechterung der Erkrankung nach sich ziehen könnte. Da diese Erkrankung eine schwere Infektion darstellt, sollte bei den ersten Anzeichen unbedingt ein Arzt aufgesucht werden. Die Beschwerden, die hierbei führend sind, teilen sich in lokale Beschwerden im Bereich der Prostata und in generalisierte, den gesamten Körper betreffende Beschwerden. Charakteristisch sind hohes Fieber, Brennen beim Wasserlassen und Verschlechterung des Wasserlassens bis hin zum Harnverhalt. Die Diagnose der akuten Prostatitis stützt sich auf die charakteristische klinische Symptomatik, den vom Enddarm durchgeführten (rektalen) Tastbefund und den Urinbefund. Ein teigig, wechselnder, stark schmerzhafter Tastbefund beim Abtasten der Prostata weist den Arzt auf einen Prostataabszess (Eiteransammlung) hin und erfordert die weitere Abklärung durch Sonographie. Hierzu wird über den Enddarm eine spezielle Ultraschallsonde eingeführt, um die Prostata in guter Auflösung darzustellen. Es sind dann sogenannte echoarme, mehr oder weniger schwarze Zonen darstellbar. Weiterhin wird im Mittelstrahlurin – dies ist der Urin, der nach der ersten Urinportion aufgefangen wird – neben einer massiven Entzündung mit Nachweis von Entzündungszellen der ursächliche Erreger nachgewiesen. Eine Massage der Prostata ist wegen der Gefahr der Auslösung einer Blutvergiftung nicht angezeigt. Das Prostata-spezifische Antigen (PSA) ist bei der akuten bakteriellen Prostatitis regelhaft stark erhöht (häufig mehr als das Zehnfache der Norm) und ist somit nicht als Marker einer bösartigen Erkrankung der Prostata zu verwerten. Eine PSA-Kontrolle ist in solchen Fällen frühestens nach sechs Monaten sinnvoll.

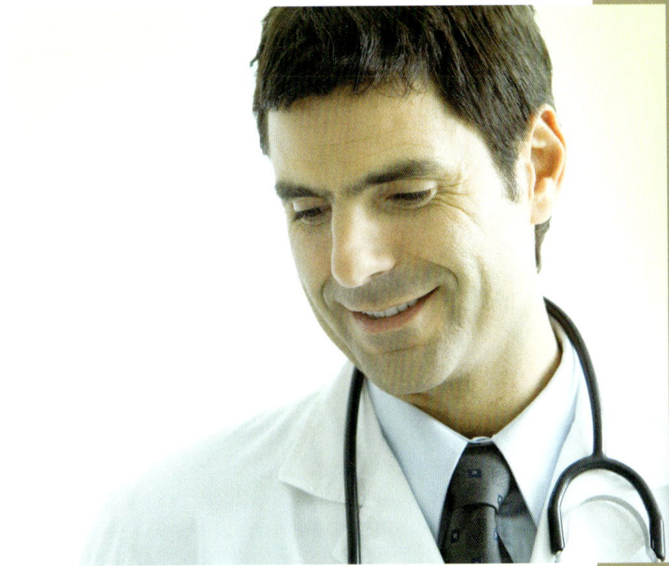

Bei der chronischen bakteriellen Prostatitis findet sich nur dann eine akute Therapienotwendigkeit, wenn eine akute Harnwegsinfektion als Zeichen des wiederholten „Aufflackerns" der Infektion vorliegt. In allen anderen Fällen sollte man auf die Ergebnisse der mikrobiologischen, bakteriellen Untersuchung warten.

Das bakterielle Erregerspektrum der akuten und chronischen bakteriellen Prostatitis entspricht dem Erregerspektrum von Harnwegsinfektionen. In einer groß angelegten Studie mit über 1.400 Patienten aus Deutschland zeigten sich im Wesentlichen Darmbakterien als Ursache, wie z.B. Escherichia coli. Untersuchungen aus anderen Ländern, wie z.B. Kroatien, fanden jedoch auch sogenannte atypische oder nicht typische Erreger wie Chlamydia trachomatis, ein sexuell übertragbares Bakterium, in bis zu 10 % der Fälle. Inwieweit Unterschiede bei Patienten und hierbei z.B. eine Antibiotikavortherapie eine Rolle spielt, ist nach wie vor nicht geklärt. Die sogenannte Biofilmbildung durch die in die Prostata eingedrungenen Bakterien ist ein für den Krankheitsprozess der chronisch-bakteriellen Prostatitis und das Überleben der Erreger wichtiges Phänomen. Hierbei formen sich die Bakterien zu gut organisierten Kolonien mit einem ausgeklügelten Informations- und Schutzsystem zusammen. Antibiotika sind gegen Bakterien im Biofilm nur beschränkt wirksam. Biofilme existieren überall in der Natur und stellen ein weit verbreitetes Phänomen bakteriellen Lebens dar. Der grüne Wandbelag in einem Aquarium stellt genauso einen Biofilm dar wie Zahnbelag.

Bei weniger als 10 % der chronischen Prostatitisformen sind jedoch Bakterien nachweisbar und somit durch Antibiotika behandelbar. Eine Unterscheidung in bakterielle und nicht bakterielle Formen ist klinisch alleine nicht möglich. Eine ausführliche Diagnostik ist deswegen unumgänglich. Grundlage der Diagnostik ist der Nachweis einer eitrigen Prostatasekretion und einer bakteriellen Besiedlung der Prostata bei infektiöser Prostatitis. Eine eitrige Prostatasekretion wird aus Prostataexprimat (Ausstrich des nach Prostatamassage gewonnenen Sekrets) oder Exprimatharn diagnostiziert. Dieses diagnostische Verfahren wird auch als sogenannte Vier-Gläser-Probe bezeichnet (Grafik). Bei nachgewiesener eitriger Prostatasekretion gilt eine um den Faktor 10 höhere Erregerzahl im Exprimat oder auch im Exprimatharn als Beweis für eine chronische bakterielle Prostatitis bei Nachweis von Darmbakterien (Prostatitiskonstellation). Ein vereinfachter Kurztest, der Urinkulturen vor und nach der Prostatamassage (Zwei-Gläser-Probe) miteinander vergleicht, kann die Diagnostik verkürzen. Bei der Vier-Gläser-Probe muss ein Harnwegsinfekt ausgeschlossen werden, um eine korrekte Diagnose ermöglichen zu können. Um zwischen chronisch-bakterieller Prostatitis und einer bestehenden Harnwegsinfektion unterscheiden zu können, hat sich in diesem Fall die Gabe des Antibiotikums Nitrofurantoin vor der Durchführung der Vier-Gläser-Probe bewährt. Nitrofurantoin wirkt nur im Urin und diffundiert nicht in das Prostatagewebe. Dadurch kann der Mittelstrahlurin von Erregern „gesäubert" werden, während die Isolierung von Erregern aus dem Prostataexprimat ungestört bleibt.

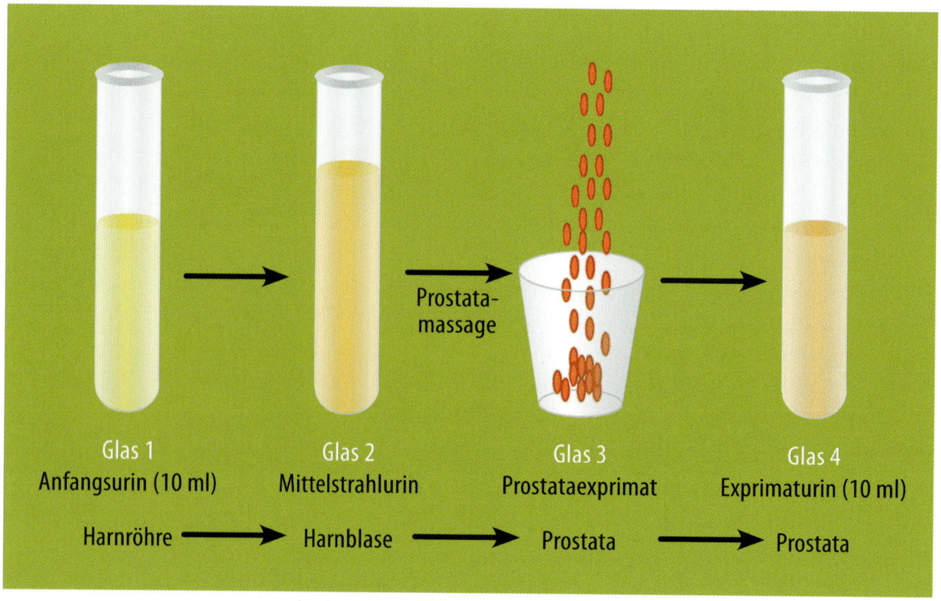

Schematische Darstellung der Vier-Gläser-Probe

Bei der bakteriellen Prostatitis sind im Prostatasekret weiterhin Zink-, Magnesium- und Kalziumkonzentrationen vermindert, der pH-Wert (Säuregehalt) ist erhöht (> 8,0). Durch Mitbeteiligung der Bläschendrüsen sinkt der Fruktosegehalt im Seminalplasma.

Eine weitere zusätzliche Untersuchungsoption zum Nachweis einer entzündlichen Prostatitis bei den chronischen Prostatitisformen ist die Ejakulatanalyse (Spermaanalyse). Das Sperma sollte hierfür nach einer Karenzzeit von drei bis fünf Tagen abgegeben und untersucht werden. Da Prostata und Bläschendrüsen etwa 90 % des Ejakulatvolumens bilden, ist zu erwarten, dass entzündliche Veränderungen der Prostata auch das Ejakulat beeinflussen. Erhöhte Zahlen von Abwehrzellen im Ejakulat werden als weiteres Diagnosekriterium einer entzündlichen Prostatitis vorgeschlagen. Die Abwehrzellen müssen hierbei speziell gefärbt werden, da sie sonst mit Spermienvorstufen verwechselt werden könnten. Definitionsgemäß wird hierbei die sogenannte Peroxidase der Abwehrzellen angefärbt. Nach der Definition der WHO sind $\geq 10^6$ peroxidasepositive Leukozyten pro Milliliter Ejakulat Hinweis auf einen entzündlichen Adnexprozess. Eine Bakterienuntersuchung aus dem Ejakulat sollte nicht als ausschließliche Untersuchung durchgeführt werden, da die hier nachgewiesenen Bakterien häufig eine Verunreinigung darstellen.

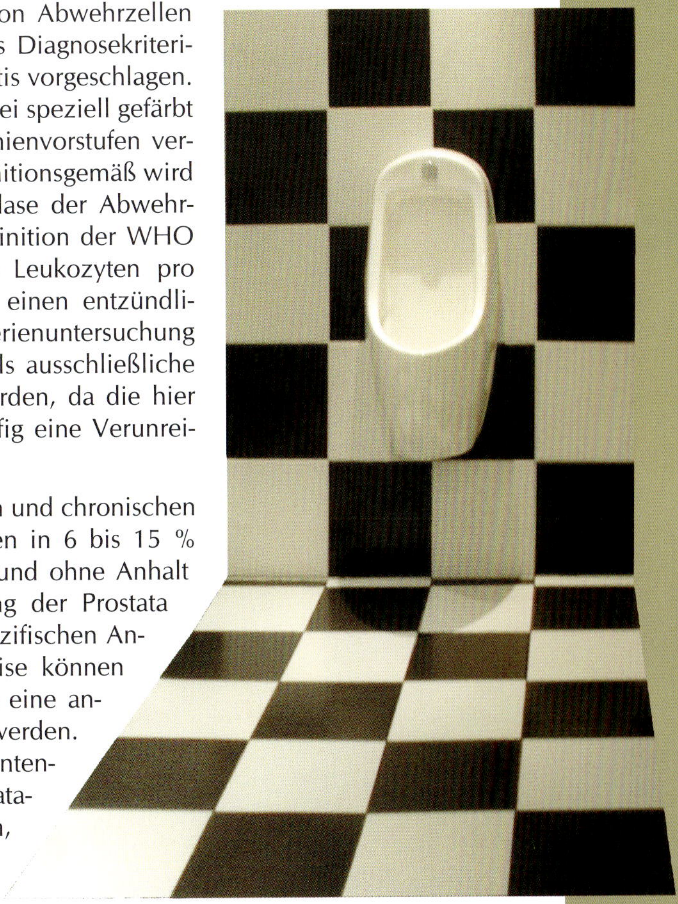

Bei der chronischen bakteriellen und chronischen entzündlichen Prostatitis werden in 6 bis 15 % der Patienten unter 50 Jahren und ohne Anhalt für eine gutartige Vergrößerung der Prostata erhöhte Spiegel des prostataspezifischen Antigens (PSA) gefunden. Teilweise können die erhöhten PSA-Werte durch eine antibiotische Therapie reduziert werden. Sichere Parameter, diese Patientengruppen von jenen mit Prostatakrebs differenzieren zu können, existieren jedoch nicht, sodass der PSA-Wert bei diesen Patienten als diagnostischer Marker für eine bösartige Erkrankung der Prostata nicht verwendet werden kann.

Eine Diagnosestellung der chronischen Prostatitisformen mit sonographischen Kriterien oder Formen der Röntgenuntersuchung alleine ist nicht möglich. Bei der chronischen Prostatitis finden sich z.B. gehäuft Prostatasteine und einseitige Veränderungen der Bläschendrüsen als Zeichen – aber nicht als Beweis – einer echten Entzündung.

Bei den nicht bakteriellen Prostatitisformen und Formen des Beckenschmerzsyndroms sind die Ursachen der Beschwerden häufig nicht klar. Diskutiert werden verschiedene Ursachenmodelle, wie das Einschwemmen von Urin in die Prostatagänge aufgrund von Verwirbelungen des Urins beim Wasserlassen. Infolge von Veränderungen in der Harnröhre mit Verwirbelung des Urinstroms können „prostatitische Beschwerden" auftreten. Da sich bei 30 bis 40 % der Patienten solche Veränderungen des Urinstroms zeigen, ist die Abklärung der Blasenentleerung wichtig. Hauptsächlich finden sich hier sogenannte funktionelle Veränderungen, d.h. Veränderungen, die keine feste anatomische Ursache haben und deswegen auch nicht durch einfache Röntgenuntersuchungen nachgewiesen werden können. Um solche Veränderungen der Blasenentleerung nachweisen zu können, sollte sowohl ein standardisierter Fragebogen (wie z.B. der Internationale Prostata-Symptomen-Score IPSS – siehe Seite 80) als auch eine Harnstrahlmessung (Uroflowmetrie) mit Restharnmessung (Bestimmung des nach Entleerung zurückgebliebenen Harns) erfolgen. Bei pathologischen Befunden werden dann weitere diagnostische Schritte wie z.B. Röntgenuntersuchungen während des Wasserlassens, Harnröhren-Harnblasenspiegelung oder eine Blasendruckmessung notwendig.

Weitere diskutierte Ursachen sind z.B. Fehlregulationen des peripheren Nervensystems. Hierbei nimmt man an, dass die Reizleitung der Nerven in der Peripherie hin zum Hirn, wo letztlich aus elektrischen Reizen der Nervenfasern Schmerzen oder Unwohlsein herausgefiltert werden, übermäßig erfolgt, sodass im Bewusstsein die Beschwerden als solche erst wahrgenommen werden können. Das Hirn hat jedoch auch mannigfaltige Möglichkeiten, die unzähligen Reize aus den Nervenzellen zu verarbeiten und einzuordnen. Auch hier kann es zu Veränderungen hin zu einer vermehrten Wahrnehmung von Reizen z.B. als Schmerz kommen, sodass man hierbei von einer Fehlregulation des zentralen Nervensystems spricht. Diese vielfältigen Reizqualitäten können dann auch auf den verschiedenen Ebenen des Nervensystems verändert werden, sodass z.B. auch das Wasserhalten oder Wasserlassen mit Beschwerden behaftet ist oder sich eine depressive Verstimmung entwickelt. Diese komplizierten Verflechtungen erfordern die Verwendung standardisierter Fragebögen wie den Chronischen Prostatitis-Symptomen-Fragebogen (siehe nächste Doppelseite), die im Vergleich zu gesunden Kontrollen spezifische „Prostatitissymptome" herausfiltern helfen und in einen Gesamtwert, dem CPSI-Fragebogen-Wert, münden.

Weiterhin wird heutzutage auch klinisch gezielt nach den unterschiedlichen Ausprägungen (Phänotypen) des Prostatitissyndroms gesucht und in eine therapiegerichtete Diagnosestrategie eingebettet. Dies wird als UPOINT oder erweitert als UPOINTS-Phänotypisierung bezeichnet. Hierbei werden einzelne Ausprägungsdomänen mit Urinsymptomen (U), psychosozialen Symptomen (P), organspezifischen Symptomen (O), Infektion (I), neurologisch/systemisch (N), „Tenderness" oder Schmerzhaftigkeit der Skelettmuskulatur (T) und sexuelle Funktionsstörungen (S) bezeichnet. Es konnte gezeigt werden, dass je mehr Ausprägungen bei einem Patienten gefunden werden, desto höher die Beschwerdesymptomatik ausfällt – gemessen am CPSI-Fragebogen-Wert. Die Art der Ausprägung erlaubt nun auch eine auf den individuellen Patienten gerichtete Therapie, welche häufig als Kombinationstherapie stattfinden wird, da bei den meisten Patienten Symptome verschiedener Kategorien gleichzeitig vorliegen.

Bei Patienten mit unklarem Beckenschmerzsyndrom sollte auch eine proktologische, also detaillierte Untersuchung des Enddarms erfolgen. Hämorrhoiden, Analfissuren und Enddarmentzündungen verursachen eine ähnliche Symptomatik.

Behandlung bei Prostataentzündung

Medikamente

Akute bakterielle Prostatitis

Unmittelbar nach Entnahme einer Mittelstrahlurinprobe erfolgt bei der akuten bakteriellen Prostatitis die sofortige antibiotische Therapie. Wichtig bei der Therapie der akuten bakteriellen Prostatitis ist die sofortige Gabe hoher

NIH CHRONIC PROSTATITIS SYMPTOM INDEX (NIH-CPSI) (Deutsche Version)

Chronischer Prostatitis-Symptomen-Fragebogen

Schmerzen oder Beschwerden

	1. Haben Sie in der letzten Woche in den folgenden Körperbereichen irgendwelche Schmerzen oder Beschwerden verspürt?	Ja (1)	Nein (0)
1.a.	Bereich zwischen Mastdarm und Hoden (Damm)	❑	❑
1.b.	Hoden	❑	❑
1.c.	An der Spitze des Penis (nicht in Verbindung mit Wasserlassen)	❑	❑
1.d.	Unterhalb der Gürtellinie, im Scham- oder Blasenbereich	❑	❑

	2. Haben Sie letzte Woche:	Ja (1)	Nein (0)
2.a.	Schmerzen oder ein brennendes Gefühl beim Wasserlassen verspürt?	❑	❑
2.b.	Schmerzen oder Beschwerden während oder nach dem sexuellen Höhepunkt (Ejakulation) verspürt?	❑	❑

3. Wie oft haben Sie in der letzten Woche Schmerzen oder Beschwerden in einem oder mehreren dieser Bereiche verspürt?

❑	❑	❑	❑	❑	❑
nie (0)	selten (1)	manchmal (2)	oft (3)	fast immer (4)	immer (5)

4. Welche Zahl beschreibt am besten Ihre DURCHSCHNITTLICHEN Schmerzen oder Beschwerden an den Tagen, an denen Sie diese während der letzten Woche verspürten? 0 = keine Schmerzen, 10 = schlimmste vorstellbare Schmerzen

❑	❑	❑	❑	❑	❑	❑	❑	❑	❑	❑
(0)	(1)	(2)	(3)	(4)	(5)	(6)	(7)	(8)	(9)	(10)

Wasserlassen

5. Wie oft haben Sie in der letzten Woche nach dem Wasserlassen das Gefühl gehabt, dass Ihre Blase nicht vollständig entleert ist?

❑	❑	❑	❑	❑	❑
überhaupt nicht (0)	weniger als einmal von 5 (1)	weniger als bei der Hälfte (2)	ungefähr bei der Hälfte (3)	mehr als bei der Hälfte (4)	fast immer (5)

6. Wie oft mussten Sie in der letzten Woche innerhalb von zwei Stunden erneut wasserlassen?					
❑ überhaupt nicht (0)	❑ weniger als einmal von 5 (1)	❑ weniger als bei der Hälfte (2)	❑ ungefähr bei der Hälfte (3)	❑ mehr als bei der Hälfte (4)	❑ fast immer (5)

Auswirkung der Symptome

7. Wie sehr haben Ihre Beschwerden Sie während der letzten Woche von Ihren üblichen Aktivitäten abgehalten?			
❑ überhaupt nicht (0)	❑ nur wenig (1)	❑ etwas (2)	❑ viel (3)

8. Wie viel haben Sie während der letzten Woche über Ihre Beschwerden nachgedacht?			
❑ überhaupt nicht (0)	❑ nur wenig (1)	❑ etwas (2)	❑ viel (3)

Lebensqualität

9. Wie würden Sie sich fühlen, wenn Sie den Rest Ihres Lebens mit genau den Beschwerden verbringen müssten, die Sie während der letzten Woche verspürt haben?						
❑ begeistert (0)	❑ erfreut (1)	❑ überwiegend zufrieden (2)	❑ gemischt (ungefähr gleich zufrieden und unzufrieden) (3)	❑ überwiegend unzufrieden (4)	❑ unglücklich (5)	❑ schrecklich (6)

Auswertung der Bereiche des NIH-CPSI

Die eingeklammerten Werte in den ausgewählten Antwortfeldern sind zusammenzuzählen.

Schmerzen	Gesamtpunktezahl der Nummern 1a bis 1d, 2a, 2b, 3 und 4:	
Harnsymptome	Gesamtpunktezahl der Nummern 5 und 6:	
Lebensqualität	Gesamtpunktezahl der Nummern 7, 8 und 9:	
Gesamtergebnis		

Dosen eines stark wirksamen Antibiotikums, ohne dass die Ergebnisse des mikrobiologischen Bakterienbefundes abgewartet werden können. Hierzu können verwendet werden:

- Breitspektrum-Penizilline,
- Cephalosporine oder
- Fluorchinolone, wobei eine antibiotische Behandlung über vier Wochen (nach Umstellung auf Tabletten) empfohlen wird.

Zusätzlich wird die Entlastung der Blase mittels Bauchdeckenkatheter empfohlen, falls eine signifikante Harnblasenentleerungsstörung vorliegt. Beim Prostataabszess als einer Sonderform der akuten Prostatitis ist in beinahe allen Fällen eine Entlastung des Abszesses notwendig, wobei hier meistens die Punktion durch den Enddarm unter sonografischer Kontrolle erfolgt. Nach Erhalt des Bakterienbefundes, der die Bakterienempfindlichkeit gegenüber einem Antibiotikum darlegt, kann das Antibiotikum nötigenfalls gewechselt werden.

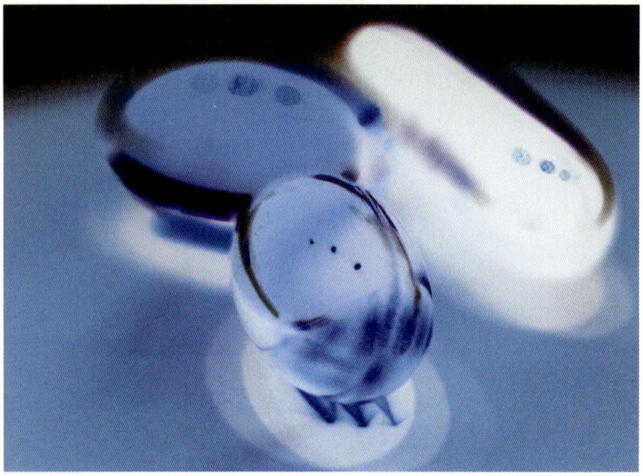

Chronische bakterielle Prostatitis

In der Prostata gibt es signifikante anatomische Barrieren, welche den Transport von Antibiotika in das Prostatagewebe und Prostatasekret behindern. Die meisten Kapillargebiete weisen gefensterte Kapillaren auf, welche die Passage von antibiotischen Substanzen erleichtern. Es gibt jedoch einige Lokalisationen, wo dies nicht der Fall ist, wie z.B. in der Prostata. Dort spielen spezifische Eigenheiten der Antibiotikasubstanzen, wie die Fettlöslichkeit, eine wichtige Rolle. Bei der chronischen bakteriellen Prostatitis steht an erster Stelle die antibiotische Therapie, die sich nach der mikrobiologischen Testung richtet und am besten mit einem modernen Fluorchinolon für drei bis vier Wochen durchgeführt werden sollte. Mit dieser Therapie sind mikrobiologische Heilungsraten von bis zu 80 % zu erwarten. Aufgrund der längeren Therapiedauer und der niedrigeren Erfolgsrate gilt Cotrimoxazol als

Mittel der zweiten Wahl, welches z.B. bei Resistenz der Bakterien gegenüber Fluorchinolonen gegeben werden könnte. Die Kombination von antimikrobieller Therapie und Gabe eines sogenannten α-Rezeptorenblockers, einem Präparat, das die Prostata weich macht, soll den Therapieerfolg verbessern.

Bei Versagen der antibiotischen Therapie und wiederkehrenden Infektionen kann eine niedrig dosierte Langzeitantibiotikatherapie eingeleitet werden. Dies ist im Wesentlichen abhängig von der Häufigkeit der Infektionsepisoden. Diese müssen nicht nur klinisch, sondern auch mikrobiologisch, d.h. durch Nachweis des bakteriellen Erregers, dokumentiert sein.

Chronisches Beckenschmerzsyndrom

Im Folgenden werden nur Therapien besprochen, die in qualitativ guten Studien untersucht wurden und mit einem nicht wirksamen Präparat (Placebo) verglichen wurden.

Sehr wahrscheinlich bestehen vielschichtige Ursachen mit einem komplexen Zusammenhang zwischen neurologischen, entzündlichen, psychologischen und anatomischen Veränderungen, welche das chronische Beckenschmerzsyndrom bedingen. Eine Reihe von Therapiestudien mit verschiedensten Ansätzen, welche antibakterielle, antientzündliche, muskelerweichende, neuromodulierende, psychologische, osteopathische und krankengymnastische, hormontherapeutische, phytotherapeutische oder verhaltenstherapeutische Verfahren verfolgt haben, wurden untersucht und damit verschiedene Hypothesen getestet: Eine Hypothese stellt die chronische Infektion mit schwer nachweisbaren, nicht kultivierbaren Bakterien dar. Jedoch konnte ein signifikanter Effekt durch die Antibiotikatherapie nicht nachgewiesen werden. Aus diesem Grunde sollten Antibiotika nicht bei fehlendem Bakteriennachweis eingesetzt werden. Häufig wird von den Patienten vorübergehend eine Verbesserung der Beschwerdesymptomatik angegeben, was am wahrscheinlichsten mit einem antientzündlichen Effekt vieler antibiotischer Substanzen zu erklären ist.

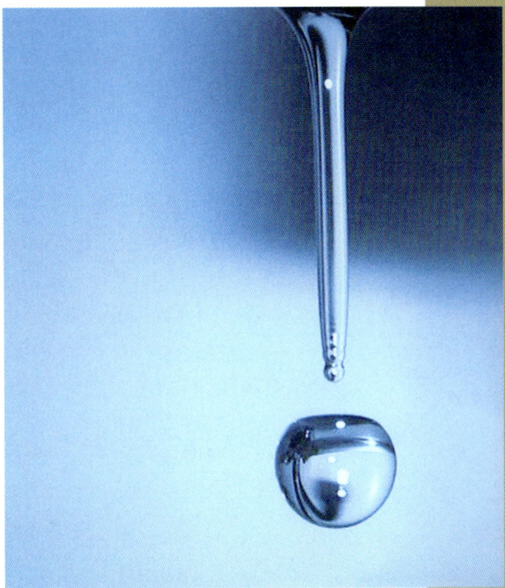

Eine weitere diskutierte Ursache ist die erhöhte Gewebespannung der Prostata, welche den Harnfluss behindert. Hier kommt der Therapie mit sogenannten α-Rezeptoren-Blockern (z.B. Alfuzosin, Terazosin, Tamsulosin) eine große Bedeutung zu. α-Rezeptoren-Blocker wurden deswegen häufig verwendet, um die Beschwerden beim Wasserlassen zu vermindern und den Rückfluss von Urin in die Prostatakanälchen zu verhindern, was als eine der Ursachen diskutiert wird. Eine länger währende drei- bis sechsmonatige Therapie wird hier empfohlen.

Antientzündliche Substanzen wie z.B. Rofecoxib zeigten keinen eindeutigen Vorteil gegenüber Placebo. Weiterhin wurde auch Pentosan-Polysulfat, ein Glycosaminoglycan, welches die Harnblasenschleimhaut stärkt, placebokontrolliert untersucht, ohne einen signifikanten Unterschied aufzuweisen.

5-α-Reduktase-Hemmer führen zu einer Verkleinerung der Prostata. 5-α-Reduktase-Hemmer wurden in zwei placebokontrollierten Studien untersucht. In einer kleinen Pilotstudie konnte ein gewisser Effekt von Finasterid gegenüber Placebo nachgewiesen werden, welcher in einer folgenden größeren Studie nicht nachgewiesen wurde.

Neben 5-α-Reduktase-Hemmern wurden auch östrogenartige Substanzen untersucht. In einer kleinen Studie wurde Mepartricin gegenüber Placebo getestet und wies einen signifikanten Benefit gegenüber Placebo auf.

Phytotherapeutika oder sogenannte pflanzliche Präparate erscheinen aufgrund der generell niedrigen Nebenwirkungsrate prinzipiell geeignete Substanzen, da in der Regel eine lange Medikationsdauer über mehrere Wochen und Monate notwendig ist. Quercetin hat antientzündliche Eigenschaften. In einer kleinen placebokontrollierten Pilotstudie zeigte sich ein signifikanter Effekt in der Reduktion der Beschwerden. Weitere Daten mit einer größeren Patientenanzahl wären jedoch wünschenswert, um die Wirkung zu untermauern.

Cernilton (in Deutschland jetzt unter dem Namen Pollstimol vertrieben) ist ein Pollenextrakt und weist eine starke antientzündliche Aktivität auf. In einer großen placebokontrollierten und multizentrischen Studie an Männern mit entzündlichem chronischen Beckenschmerzsyndrom konnte ein signifikanter Effekt von Cernilton gegenüber Placebo auf die Symptomatik nachgewiesen werden.

Eine weitere Hypothese ist, dass eine Art chronische Nervenirritation für die Schmerzsymptomatik verantwortlich ist. Pregabalin wird bei solchen chronischen Nervenirritationen häufig mit Erfolg verwendet. Beim chronischen Beckenschmerzsyndrom jedoch konnte kein individuell verbessertes Ansprechen gegenüber Placebo festgestellt werden, obwohl insgesamt der Beschwerdedruck bei allen Patienten, die mit Pregabalin behandelt wurden, im Vergleich zu Placebo etwas gesunken ist.

Nicht medikamentöse Therapieverfahren

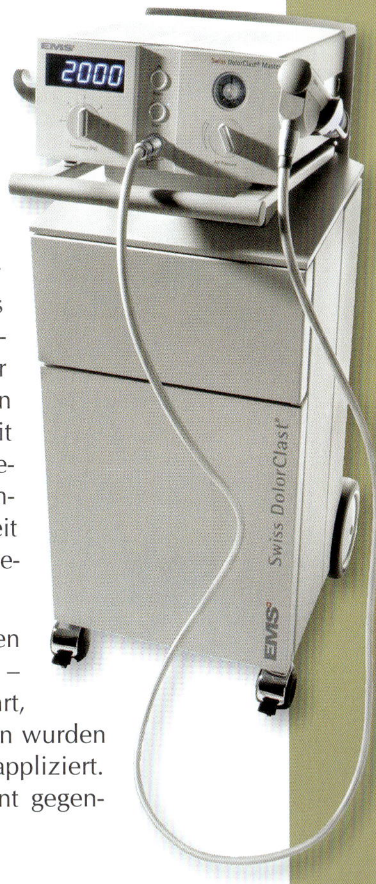

Nicht pharmakologische Therapieverfahren wurden in letzter Zeit ebenfalls untersucht: Myofasziale Triggerpunktentspannung wurde angewendet, und 72 % der Patienten gaben eine globale Verbesserung der Symptomatik an.

Osteopathische Therapiemaßnahmen wurden in einer kleinen kontrollierten Studie an 35 Patienten ebenfalls erfolgreich angewendet. Hierbei wurden in der Osteopathiegruppe fünf Sitzungen in einem Abstand von einer bis drei Wochen über eine gesamte Therapiedauer von acht Wochen angewandt. Die Kontrollgruppe wurde mit gymnastischen und physiotherapeutischen Übungen behandelt. Die Gruppe der osteopathiebehandelten Patienten wies auch nach einer längeren Nachbeobachtungszeit von 1,5 Jahren noch eine signifikante Verbesserung der Beschwerdesymptomatik auf.

In einer weiteren kontrollierten Studie an 60 Patienten wurde eine extrakorporale Stoßwellentherapie (ESWT – Stoßwellentherapiegerät, siehe Abbildung) durchgeführt, die im Dammbereich angesetzt wurde. 3.000 Stoßwellen wurden in einem einwöchentlichen Abstand über vier Sitzungen appliziert. Die Beschwerdesymptomatik verbesserte sich signifikant gegenüber der Kontrollgruppe.

Kombinationstherapien

Den unterschiedlichen Ursachen des chronischen Beckenschmerzsyndroms wird mit einem einzigen Medikament oder einer einzigen Therapie wahrscheinlich nicht ausreichend Rechnung getragen. Kombinationstherapien mit mehreren Medikamenten oder Verfahren haben deswegen in der Vergangenheit bessere Erfolge gezeigt. Eine therapiegerichtete Diagnosestrategie, um vielschichtige Therapien zu steuern, ist die bereits auf Seite 79 beschriebene UPOINTS-Ausprägungsdiagnostik. Diese therapiegerichtete Diagnosestrategie erlaubt nun eine auf den individuellen Patienten gerichtete Therapie, welche häufig als Kombinationstherapie stattfinden wird:

Besteht Anhalt für eine positive Urindomäne, so sollte diesbezüglich unter Umständen eine weitere Abklärung mittels Blasendruckmessung durchgeführt bzw. kann eine Therapie z.B. mit α-Rezeptoren-Blocker eingeleitet werden. Stehen Drangbeschwerden beim Wasserlassen im Vordergrund, können Anticholinergika zur symptomatischen Behandlung verabreicht werden. Ist die psychosoziale Domäne positiv, wird das Krankheitsbild häufig als psychosomatisch eingestuft und eine psychosomatische Therapie hinzugezogen. Dies muss jedoch sorgfältig differenzialdiagnostisch abgewogen werden. In diesen Fällen sind vor allem begleitende depressive Symptome abzugrenzen, welche neben den eigentlichen Prostatitis-Beschwerden diagnostiziert und behandelt werden sollten. Die organspezifische Domäne beinhaltet insbesondere den Nachweis von Entzündungen in der Prostata, wobei z.B. antientzündlich wirkende pflanzliche Präparate eingesetzt werden können. Bei Nachweis von Bakterien, die jedoch nicht zur Diagnose einer chronischen bakteriellen Prostatitis qualifizieren, könnte weiterhin ein Antibiotikum eingesetzt werden. Neurologisch-systemische Beschwerden und generalisierte Schmerzen könnten mit sogenannten nicht steroidalen Schmerzmitteln behandelt werden, bei starken Schmerzen sind Schmerzmittel mit einem zentralnervösen Wirkmechanismus möglich. Bei Muskelspasmen oder positiven Triggerpunkten könnten krankengymnastische oder osteopathische Therapiemöglichkeiten in Erwägung gezogen werden. Sexuelle Probleme in der Partnerschaft sollten angesprochen werden, da diese

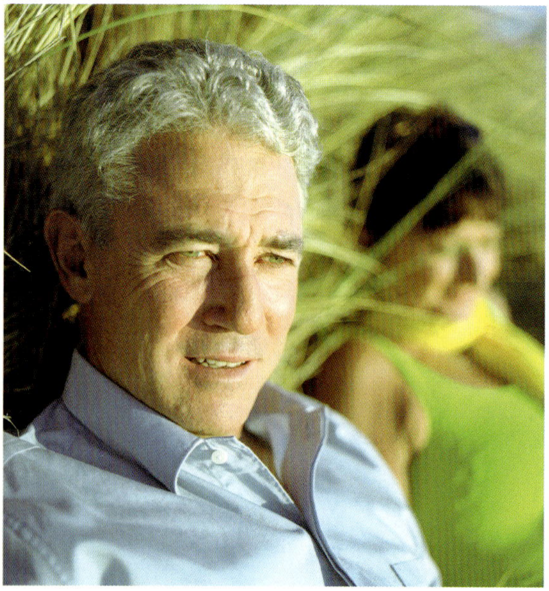

gehäuft mit signifikanten Auswirkungen auf die Paarbeziehung auftreten. Die Form der Sexualstörung sollte erfasst und therapiert werden.

Diese Form der auf die individuelle Ausprägung gerichteten Therapie konnte in einer nicht kontrollierten Studie an 100 Patienten in bis zu 80 % eine Beschwerdebesserung erreichen, was eine höhere Rate darstellt, als aus Studien berichtet wird, in denen nur ein Medikament gegeben wird.

Beschwerdefreie Prostatitis (asymptomatische Prostatitis)

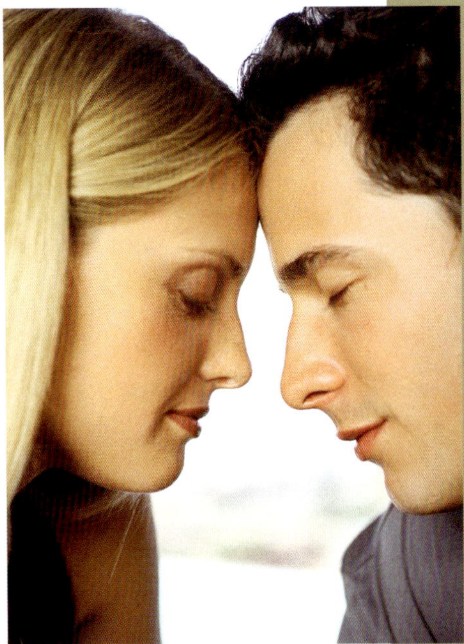

Bei einer beschwerdefreien Prostatitis ist eine Therapie nicht notwendig. Patienten mit einer asymptomatischen Prostatitis bedürfen nach derzeitiger Lehrmeinung keiner weiteren Diagnostik und Therapie. Trotzdem gibt es eine Reihe klinischer Situationen, bei denen eine weiterführende Diagnostik und Therapie indiziert sein könnte:

- Eine asymptomatische Prostatitis geht in vielen Fällen mit einer Erhöhung des Prostata-spezifischen Antigens (PSA) einher. Eine medikamentöse Therapie (Antibiotika, nicht steroidale Antirheumatika) einer asymptomatischen Prostatitis scheint das PSA zu senken. Derzeit kann jedoch in einer solchen Situation auf eine weitere bioptische Abklärung zum Ausschluss eines Prostatakrebses in angezeigten Fällen nicht verzichtet werden.
- Die Rolle der asymptomatischen Prostatitis bei der Abklärung einer Unfruchtbarkeit ist nicht geklärt. Es gibt eine Reihe von Hinweisen, dass eine Prostatitis das Sperma negativ beeinflussen kann und dementsprechend eine antibiotische oder antientzündliche Behandlung das Sperma verbessern könnte.

- In der Abklärung von blutigem Sperma spielen vor allem bei den jüngeren Patienten (< 40 Jahre) infektiöse Ursachen eine wichtige Rolle und sollten deswegen abgeklärt werden.

Zusammenfassung

Das Prostatitis-Syndrom ist häufig und kann bei bis zu 10 % aller Männer festgestellt werden. Es werden die folgenden vier unterschiedlichen Formen beschrieben:

- akute bakterielle Prostatitis,
- chronische bakterielle Prostatitis,
- chronisches Beckenschmerzsyndrom,
- asymptomatische Prostatitis.

Die Diagnose wird bei der akuten bakteriellen Prostatitis im Mittelstrahlurin, bei der chronischen bakteriellen Prostatitis in der sogenannten Vier-Gläser-Probe oder Zwei-Gläser-Probe gestellt. Auch bei dem chronischen Beckenschmerzsyndrom sind diese Untersuchungen zum Ausschluss einer Infektion notwendig. Zusätzlich wird beim chronischen Beckenschmerzsyndrom eine auf den Patienten inidividuell zugeschnittene weitere Diagnostik durchgeführt, um mögliche weitere Ursachen wie z.B. Harnblasen-Schließmuskelfehlfunktionen zu erkennen. Bei der asymptomatischen Prostatitis sind keine weiteren Untersuchungen notwendig.

Therapeutisch werden die akute und die chronische bakterielle Prostatitis mit Antibiotika therapiert, die über einen Zeitraum von drei bis vier Wochen fortgeführt werden. Die Wahrscheinlichkeit einer Heilung liegt bei antibiotikaempfindlichen Bakterien bei über 80 %. Beim chronischen Beckenschmerzsyndrom werden patientenindividuell die einzelnen Ausprägungen therapiert. Auch hier ist eine Befundbesserung in ca. 80 % der Patienten zu erwarten. Die asymptomatische Prostatitis muss nach derzeitiger Meinung nicht therapiert werden.

Zusammenfassend lässt sich sagen, dass Patienten mit Prostatitis-Syndrom einer detaillierten Abklärung bedürfen, um eine zielgerichtete Therapie durchführen zu können, und dann eine gute Aussicht auf Erfolg besteht.

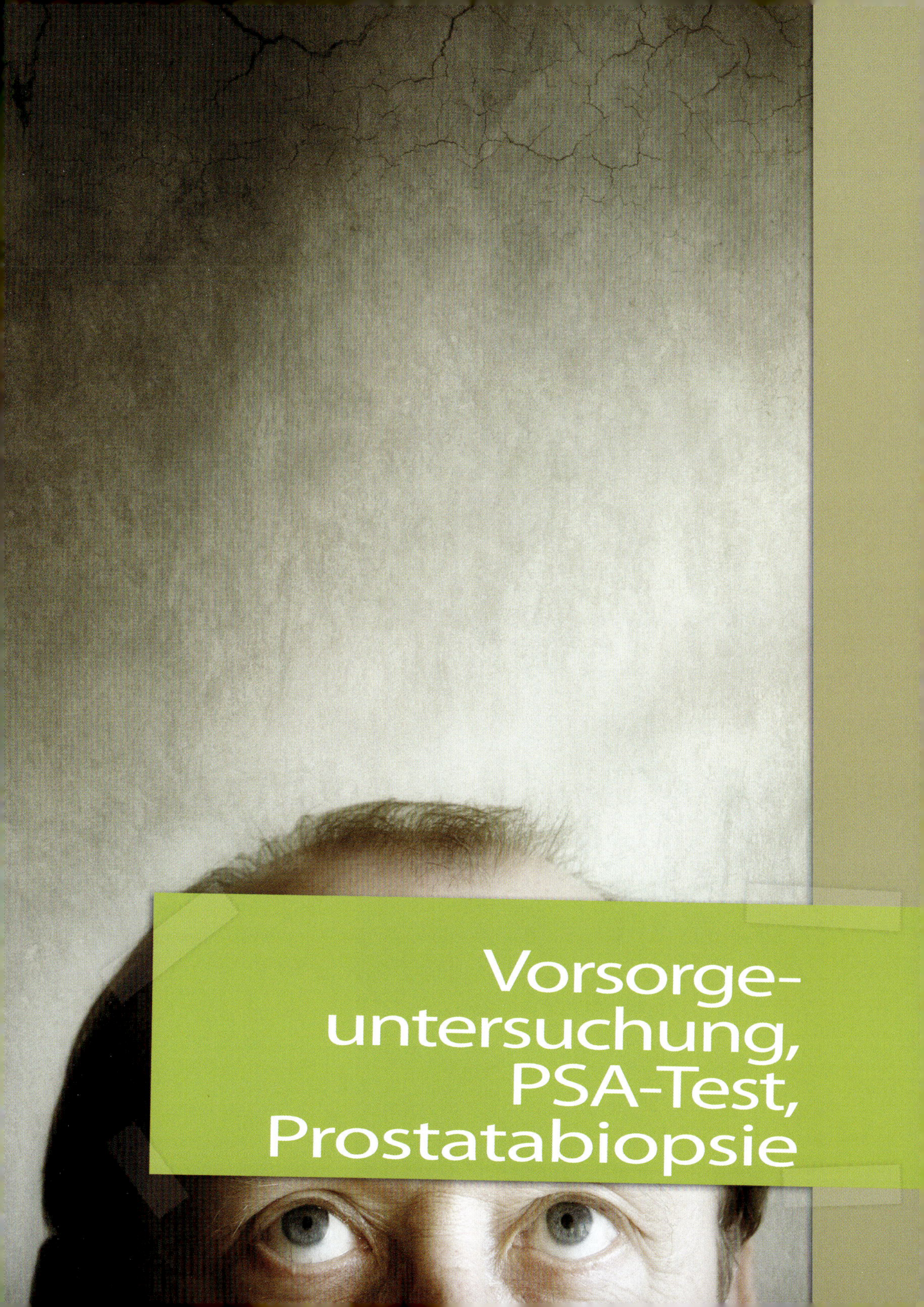

Vorsorge-untersuchung, PSA-Test, Prostatabiopsie

Vorsorgeuntersuchung, PSA-Test, Prostatabiopsie

Basiswissen

Warum soll man zur Prostatavorsorgeuntersuchung?

Ziel einer Vorsorgeuntersuchung der Prostata ist, dass eine eventuell bestehende Erkrankung früh entdeckt wird und der betroffene Mann so schonend und gut wie möglich behandelt werden kann. Viele Männer können zu Beginn einer bösartigen Prostataerkrankung geheilt werden! Die Vorsorgeuntersuchung ist aus mehreren Gründen bei der Prostata besonders wichtig:

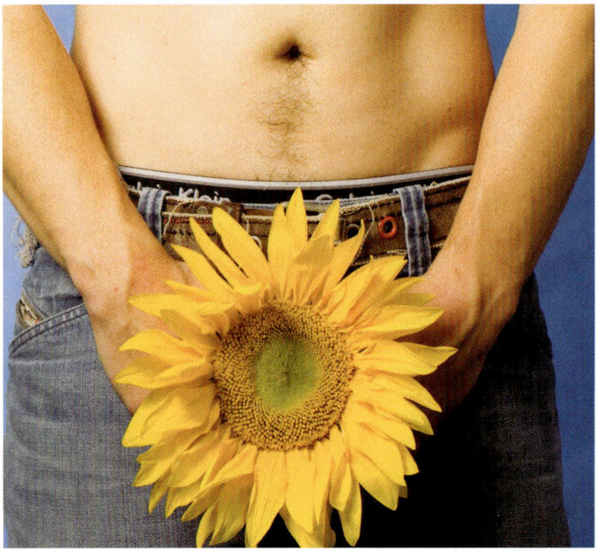

- Bösartige Erkrankungen der Prostata kann man zu Beginn nicht selbst entdecken oder durch Frühsymptome erkennen.
- Die Erkrankung der Prostata ist umso ernster und umso schwieriger zu behandeln, je später sie entdeckt wird. Im Anfangsstadium kann die Erkrankung bei den meisten Männern geheilt werden!
- Bösartige Erkrankungen der Prostata sind in Europa relativ häufig.

Wer, ab wann und wie oft soll man zur Vorsorgeuntersuchung?

Empfohlen wird, dass jeder Mann ab dem 50. Lebensjahr zumindest einmal pro Jahr zum Facharzt für Urologie geht. Wenn es in der Familie Prostatakrebs beim eigenen Vater oder Bruder gab, sollte man besonders vorsichtig sein und spätestens ab dem 45. Lebensjahr jährlich zur Vorsorge gehen.

Wenn ein Mann Beschwerden mit der Prostata hat oder in der Familie besonders häufige, schwere oder frühe Erkrankungen der Prostata aufgetreten sind, ist es sinnvoll, noch früher zur Vorsorge zu gehen.

Wie sieht eine Vorsorgeuntersuchung aus?

Bei der Vorsorgeuntersuchung sind für den Arzt zu Beginn folgende Fragen wichtig:

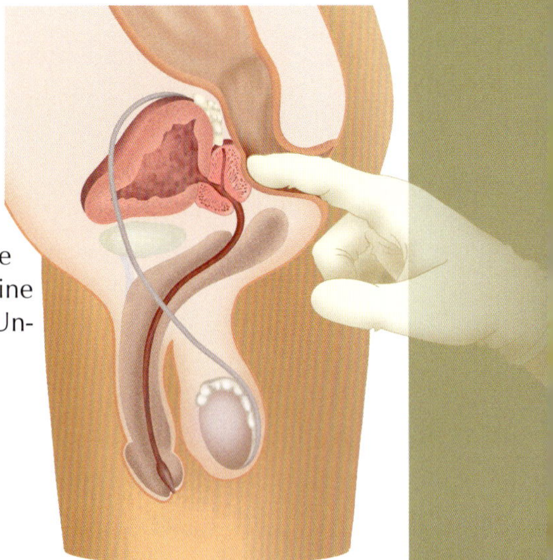

- Wie alt und wie gesund ist der Mann?
- Bestehen Fälle von Prostatakrebs in der Verwandtschaft?
- Gibt es frühere PSA-Werte?
- Werden Medikamente für die Prostata eingenommen?

Nach einem ersten Gespräch, in dem diese Fragen geklärt werden und auch der Patient seine Fragen stellen kann, werden in der Regel zwei Untersuchungen durchgeführt:

- Die Prostata wird vom Facharzt mit dem Finger durch den Enddarm abgetastet (= Prostatatastbefund).
- Es wird eine Blutprobe abgenommen und daraus der sogenannte PSA-Wert bestimmt (= PSA-Bestimmung).

Beim Tastbefund kann der Arzt die Größe der Prostata abschätzen und anhand der Härte und Oberflächenbeschaffenheit der Prostata einen eventuell auffälligen Befund erheben, der dann weiter abgeklärt werden sollte.

Wichtig ist, dass immer beide Untersuchungen durchgeführt werden und auch bei unauffälligen Ergebnissen einmal pro Jahr eine Kontrolle durchgeführt wird.

Was ist PSA?

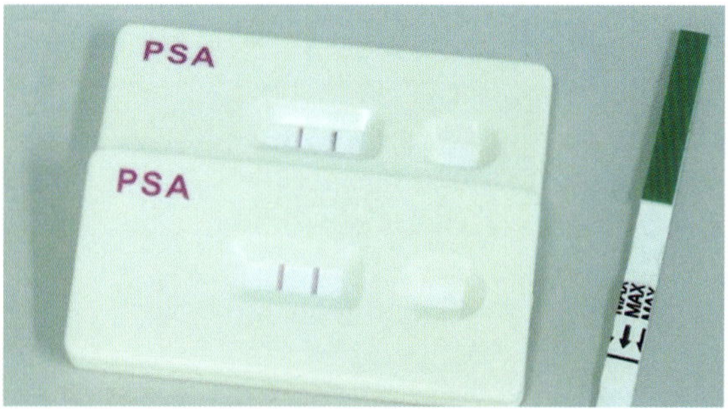

PSA ist ein Protein (= Eiweiß), das in den Zellen der Prostata gebildet wird und zur Verflüssigung der Samenflüssigkeit dient. Es kann im Blut bestimmt werden und ist seit etwa 30 Jahren im Einsatz. Es dient vor allem der Früherkennung, zur Risikoabschätzung und zur Verlaufskontrolle bei Prostatakrebs.

Wichtigstes Ziel des Einsatzes von PSA ist grundsätzlich die Früherkennung von gut heilbaren, jedoch bösartigen Tumoren bei Männern mit einer sonst guten Lebenserwartung (von zumindest zehn Jahren).

Grundsätzliches zur PSA-Bestimmung

Grundsätzlich sollte bei einem Patienten der PSA-Wert immer im selben Labor bestimmt werden, da es verschiedene Tests gibt und die Werte schwanken können.

Einflüsse auf den PSA-Wert können folgende Faktoren haben:

- Einnahme von (zumeist urologischen) Medikamenten (5-α-Reduktasehemmer, Antiandrogene, LHRH-Analoga und -Antagonisten),
- Prostataerkrankungen (akute/chronische Prostataentzündung, gutartige Prostatavergrößerung, akute Harnverhaltung),
- Reizungen (Prostatabiopsie, unmittelbare Ejakulation vor Abnahme, Prostatatastuntersuchung, langes Fahrradfahren, Harnkatheter).

Von den meisten Fachleuten wird heute bei erstmaligem Vorliegen eines erhöhten Wertes eine Kontrolle empfohlen (= Kontrollwert im selben Labor!). Der Abstand sollte einige Wochen betragen.

Gibt es einen PSA-Normalwert?

Ein tatsächlicher „Normalwert" existiert nicht, ein PSA-Grenzwert zwischen 3 und 4 ng/ml kann aber als Richtwert für einen Mann zwischen 50 und 65 Jahren angenommen werden und ist heutzutage im Alltag akzeptiert.

Je höher der PSA-Wert ist, desto größer ist die Wahrscheinlichkeit, dass in einer Prostatabiopsie ein Prostatakarzinom entdeckt wird oder ein Prostatakarzinom vorliegt.

Ein niedriger PSA-Wert schließt ein Prostatakarzinom nicht immer aus! Auch Männer mit niedrigen PSA-Werten können ein Prostatakarzinom haben!

Wichtig ist auch zu wissen, dass ein PSA über 4,0 ng/ml ein Prostatakarzinom nicht feststellt, sondern (zusammen mit dem Tastbefund) eine Grundlage zur Notwendigkeit für eine Prostatabiopsie darstellt.

Was ist und wann sollte eine Prostatabiopsie durchgeführt werden?

Die Prostatabiopsie ist die Entnahme von Prostatagewebe durch eine sehr dünne Nadel, um das Prostatagewebe unter dem Mikroskop untersuchen zu können. Einzig und allein durch diese Untersuchung kann festgestellt werden, ob eine bösartige Erkrankung vorliegt oder nicht!

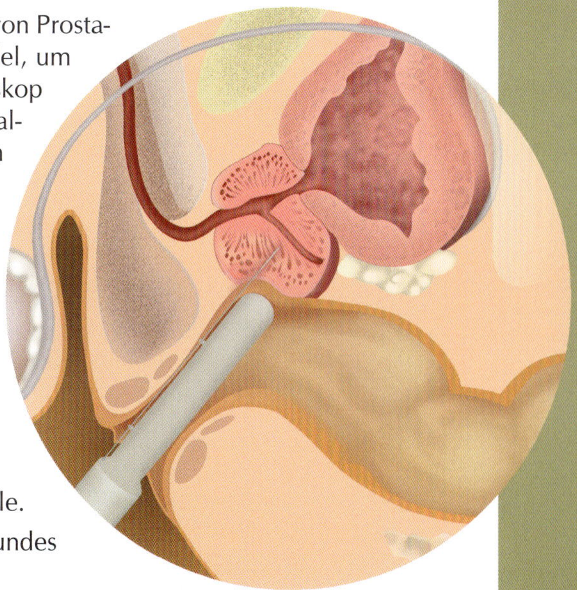

Bei folgenden Situationen sollte zwischen Arzt und Patient eine Prostatabiopsie dringend besprochen werden:

- Vorliegen eines erhöhten PSA-Wertes.
- Vorliegen eines raschen PSA-Ansteigens in einer Verlaufskontrolle.
- Vorliegen eines auffälligen Tastbefundes der Prostata.

Wie funktioniert eine Prostatabiopsie?

Die Prostatabiopsie ist heute eine wenig aufwendige, kaum schmerzhafte und im Normalfall unkomplizierte Untersuchung, die in der Praxis oder tagesklinisch im Krankenhaus durchgeführt werden kann. Im Normalfall erfolgt die Biopsie nach Gabe eines Antibiotikums in einer örtlichen Betäubung. Die Biopsie wird in den meisten Fällen unter Kontrolle mit einem Ultraschallgerät über den Enddarm durchgeführt (siehe Abbildung auf Seite 93). Aus der Prostata wird je nach Größe und Situation mehrmals (im Durchschnitt zehn- bis zwölfmal) mit einer dünnen Nadel eine kleine Probe entnommen und danach ins Labor geschickt. Der Eingriff dauert im Durchschnitt etwa 10 bis 15 Minuten. Im Labor kann das Prostatagewebe unter dem Mikroskop genau analysiert und eine bösartige Erkrankung eindeutig festgestellt werden. Bis ein schriftlicher Befund von der Analyse unter dem Mikroskop (= Histologie) vorliegt, dauert es einige Tage.

Wichtig ist, dass blutverdünnende Medikamente wie zum Beispiel Marcoumar oder Aspirin vorher mit dem Arzt abgesprochen und gegebenenfalls pausiert werden!

Welche Risiken birgt eine Prostatabiopsie?

Die Prostatabiopsie ist eine sichere, wenig unangenehme Untersuchung, vor der man heutzutage keine Sorge haben sollte. Bei vielen Patienten können nach dem Eingriff für einige Tage Blut im Harn, im Stuhl oder auch in der Samenflüssigkeit auftreten. Dies ist normalerweise nicht gefährlich.

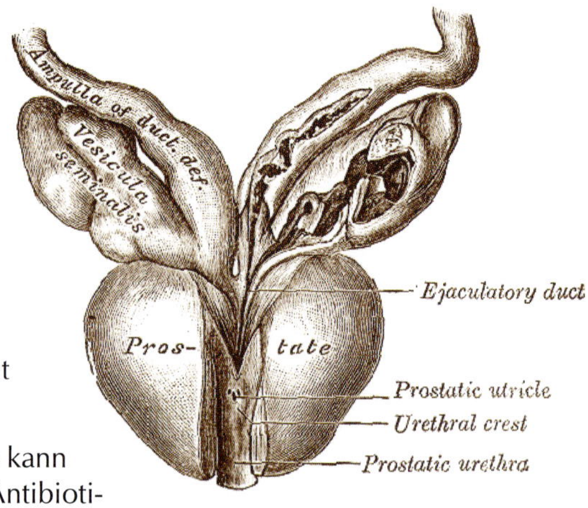

In seltenen Fällen (etwa 1 %) kann trotz der Einnahme eines Antibiotikums eine akute Entzündung der Prostata auftreten. Diese zeichnet sich durch Fieber, Schüttelfrost und Schmerzen aus und der betroffene Mann sollte unverzüglich mit seinem Arzt Rücksprache halten oder ein Krankenhaus aufsuchen! In seltenen Fällen kann es auch zu einer Harnsperre kommen (Harnverhaltung). Auch hier muss der betroffene Mann sofort ins Krankenhaus oder zum Facharzt.

Was tun, wenn mein Befund „positiv" ist?

In diesem Fall wurde ein Prostatakarzinom entdeckt und das Ergebnis sollte in aller Ruhe mit dem Arzt besprochen werden (siehe Behandlung Prostatakarzinom). Es gibt für alle Formen Behandlungsmöglichkeiten.

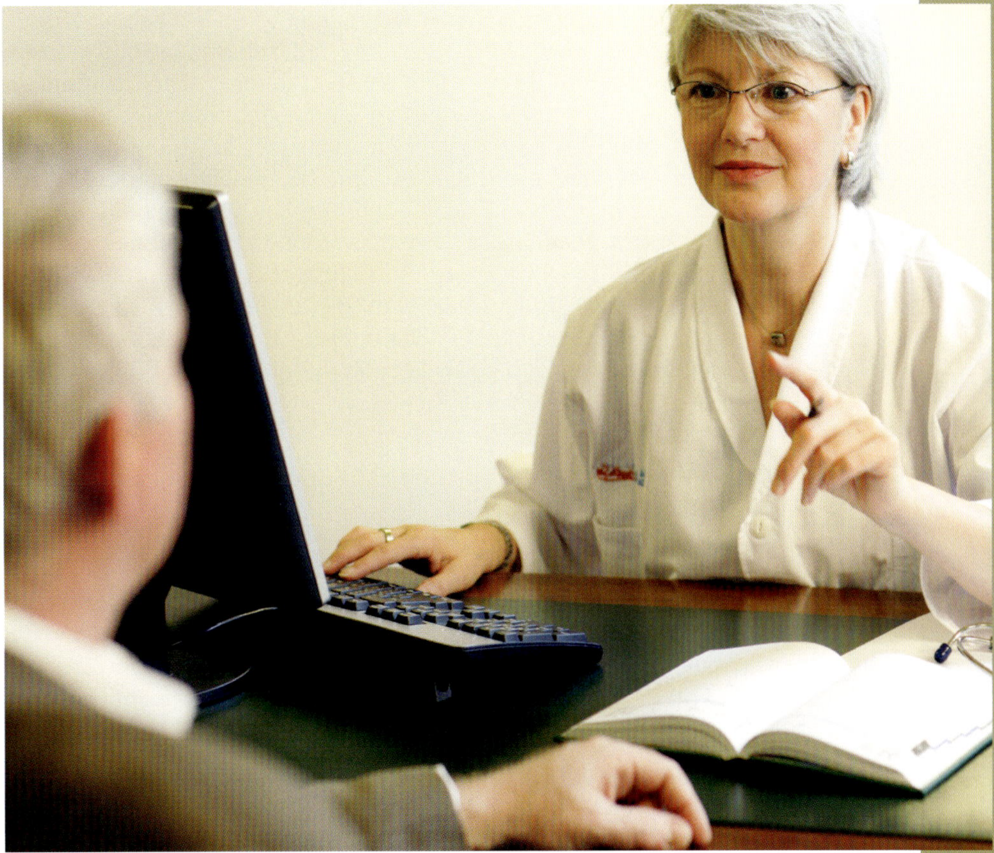

Was tun, wenn mein Befund „negativ“ ist?

In diesem Fall muss man trotzdem weiter unter Beobachtung bleiben. Wenn unter dem Mikroskop alle Gewebeproben gesund sind, kann leider trotzdem ein Prostatakrebs vorliegen (der nur nicht entdeckt wurde) oder ein Prostatakrebs noch entstehen.

Spezialwissen für betroffene Männer

Was bringt die Vorsorge mit PSA?

Ziel des Einsatzes der PSA-Bestimmung ist, die Zahl der Männer zu senken, die an Prostatakrebs versterben. Zu diesem Zweck gibt es derzeit außer dem Einsatz von PSA keine nachgewiesenen Alternativen. Zur wissenschaftlichen Abklärung über den Einsatz von PSA existiert im Wesentlichen eine große europäische Studie: In der European Randomized Study of Screening for Prostate Cancer (ERSPC) wurden über 180.000 Männer, die zu Studienanfang zwischen 50 und 74 Jahre alt waren, untersucht. Nach einer Studiendauer von neun Jahren war die Rate an Männern, die an einem Prostatakrebs verstarben, um 20 % herabgesenkt. Es scheint also nachweislich möglich, mit PSA-Früherkennung das Risiko zu senken, an dieser häufigen Erkrankung zu versterben.

Welchen Stellenwert haben spezielle Untersuchungen, um festzustellen, ob meine Prostata „gesund“ ist?

Die Wertigkeit zusätzlicher Untersuchungen (zusätzlich zu PSA und Tastbefund) wie etwa einem Prostataultraschall mit verschiedenen Spezialtechniken, eine Magnetresonanztomographie (MRT), eine „Elastographie“ oder das sogenannte „Histoscanning“ sind umstritten und werden derzeit nicht empfohlen. Einzig der Einsatz einer MRT kann bei wiederholten Biopsien eine zusätzliche Information darstellen.

Eine andere Information bietet, falls vorhanden, die Kenntnis des PSA-Verlaufes (= mehrere PSA-Werte über einen Beobachtungszeitraum). Bei stark steigenden Werten ist Vorsicht geboten.

Ein weiterer Hinweis, dass eine bösartige Erkrankung in erhöhter Wahrscheinlichkeit vorliegt, ist gegeben, wenn das Verhältnis von PSA zu „freiem PSA“ niedrig ist. Dieses Verhältnis wird als „Ratio“ angegeben und liegt dann zumeist unter 20 %.

Eine Untersuchung, die heutzutage ebenfalls an manchen Institutionen angeboten wird und in wissenschaftlicher Erprobung steht, ist der sogenannte PCA3-Test. Dieser Wert wird nach einer Massage der Prostata im Harn bestimmt. Er kann bei wiederholten Prostatabiopsien die Wahrscheinlichkeit der Vorhersage, dass nun ein Prostatakrebs festgestellt wird, erhöhen.

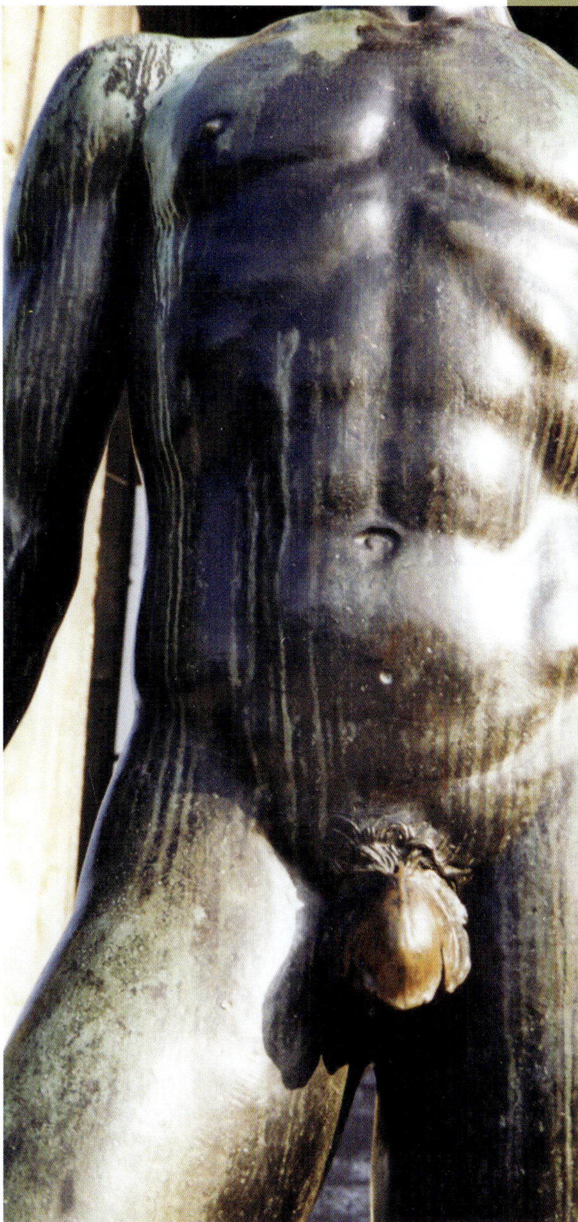

Was mache ich, wenn mein PSA steigt und meine Biopsien negativ sind?

Die Frage, wie viele Biopsien im Zweifelsfall durchzuführen sind, ist nicht geklärt. Im Bedarfsfall wird zwischen Arzt und Patient bei verdächtigen Befunden in der ersten Prostatabiopsie oder anhaltend hohen oder steigenden PSA-Werten eine weitere Biopsie besprochen. Bei mehr als zwei Biopsien ohne Ergebnis und weiter anhaltendem Verdacht wird eine sogenannte „Sättigungsbiopsie“ durchgeführt. Mit oder ohne vorherige MRT wird hier (oft in einer kurzen Narkose) eine sehr hohe Anzahl an Proben genommen, um die Genauigkeit zu steigern.

Factbox

- Jeder Mann ab 50 sollte einmal pro Jahr zur Vorsorge gehen und sein PSA kennen.
- Wenn in der Familie bereits ein Prostatakrebs bekannt ist, sollte man bereits ab 45 zur Vorsorge gehen.
- Die Vorsorgeuntersuchung besteht aus dem Prostatatastbefund und der PSA-Bestimmung.
- Das PSA sollte immer im selben Labor bestimmt werden, da sonst die Werte künstlich schwanken können.
- Ein erhöhter PSA-Wert sollte kontrolliert werden.
- Die Interpretation des PSA-Wertes und des Tastbefundes sollte ausschließlich von einem Facharzt für Urologie durchgeführt werden.
- Einen „normalen" PSA-Wert gibt es nicht.
- Wenn einer der beiden Befunde verdächtig ist (Tastbefund, PSA), bedeutet dies, dass eine Prostatabiopsie durchgeführt werden sollte.
- Bei der Prostatabiopsie wird unter Ultraschallkontrolle mit einer dünnen Nadel an mehreren Stellen eine Gewebeprobe entnommen, nur so kann unter dem Mikroskop festgestellt werden, ob eine bösartige Erkrankung vorliegt.
- Die Prostatabiopsie ist ein unkompliziertes Verfahren, das in lokaler Betäubung innerhalb von 10 bis 15 Minuten durchgeführt werden kann.

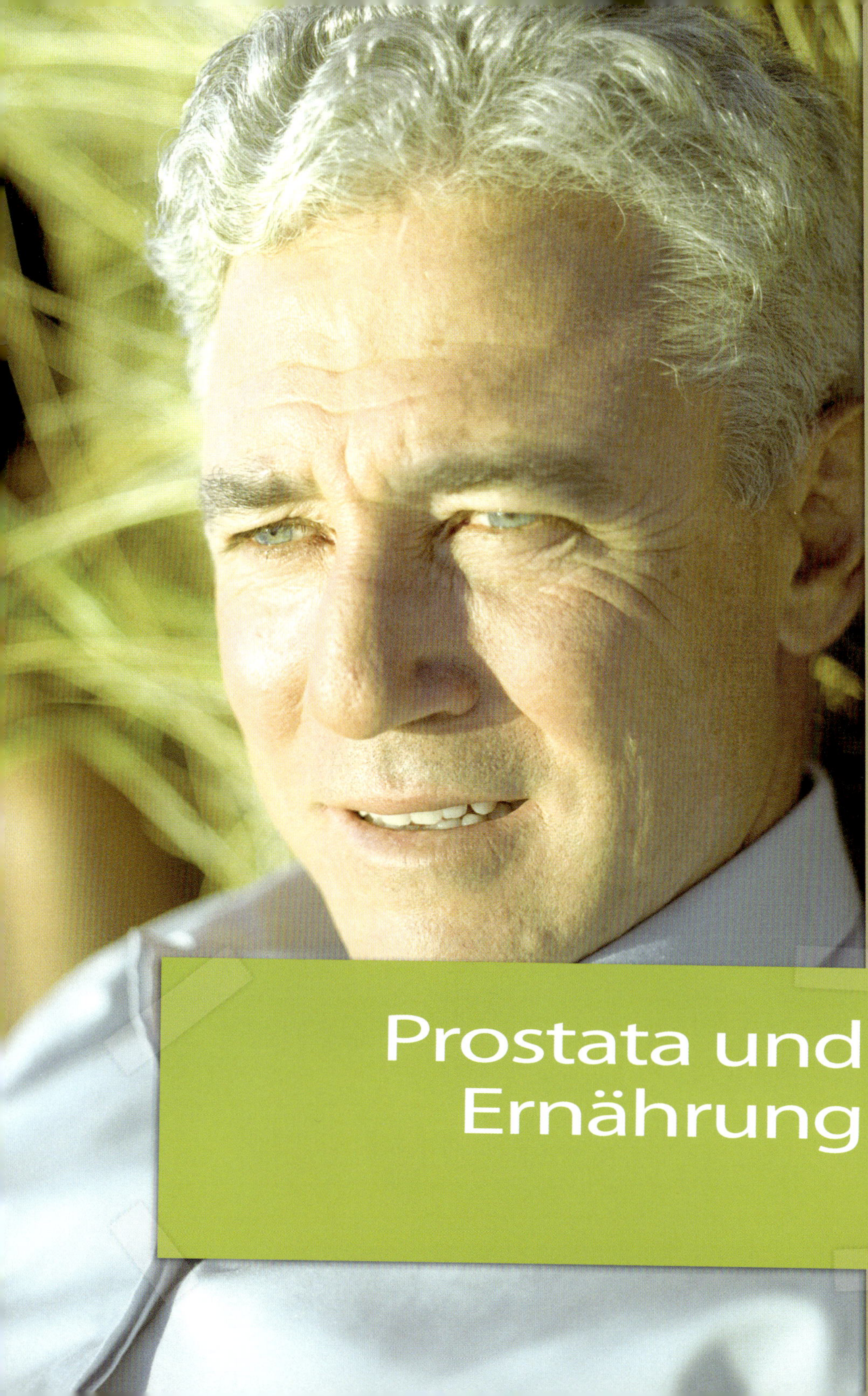

Prostata und Ernährung

Prostata und Ernährung

Einleitung

Die Häufigkeit des Prostatakrebses ist regional deutlich unterschiedlich, so ist dieser Tumor im Fernen Osten (China, Japan) zehn- bis zwanzigmal seltener als in Europa oder in den USA. Darüber hinaus besteht ein Nord-Süd-Gefälle, wobei der Tumor in den nördlichen Regionen häufiger ist. All diese Beobachtungen legen den Schluss nahe, dass hierfür gewisse Ernährungs- und/oder Umweltfaktoren zumindest mitverantwortlich sind.

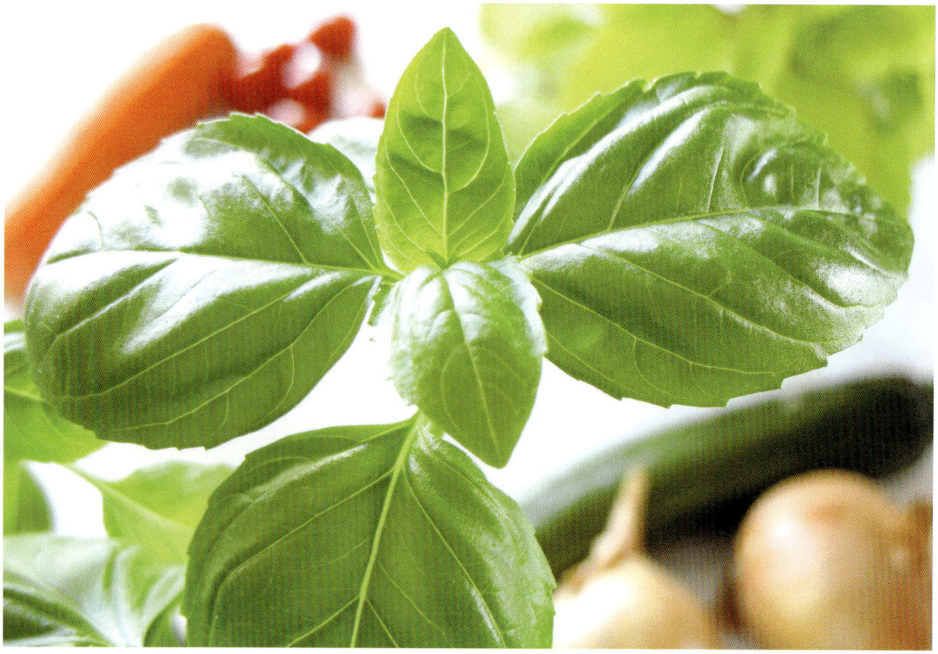

Dieses Kapitel versucht einen Überblick über die Rolle der Ernährung auf die Entwicklung einer gutartigen Vergrößerung der Prostata und auf einen Prostatakrebs zu geben. Bei der Beurteilung von Nahrungsbestandteilen und Vitaminen für diese beiden Erkrankungen müssen prinzipiell drei Arten von Studien unterschieden werden. Da dies für das Verständnis dieses Kapitels wichtig ist, werden die Studien kurz beschrieben:

1. **Experimentelle Studien**: Dabei werden z.B. Prostatakrebszellen im Reagenzglas (= in vitro) bestimmte Substanzen zugefügt und man beobachtet das weitere Zellwachstum. Solche Studien sind natürlich für die Situation am Menschen nur sehr bedingt aussagekräftig.
2. **Beobachtungsstudien**: Die meisten klinischen Studien zu Nahrungsbestandteilen und dem Prostatakrebsrisiko fallen unter diese Kategorie. In diesen Studien werden in der Regel die Ernährungsgewohnheiten von Männern mit und ohne Prostatakrebs verglichen.
3. **Interventionsstudien**: Letztendlich kann die definitive Wertigkeit von Nahrungsbestandteilen nur in sogenannten Interventionsstudien nachgewiesen werden. Dabei wird einer Gruppe von gesunden Männern entweder ein Scheinpräparat oder eben der entsprechende Nahrungsbestandteil – meist in Kapselform – gegeben. Um einen Wirknachweis zu erbringen, muss eine sehr große Gruppe von Männern (mehrere tausend) über einen langen Zeitraum von mehreren Jahren untersucht werden. Das macht eine solche Studien sehr teuer (> 100 Mio. €). Aus diesem Grund liegen nur ganz vereinzelt derartige Interventionsstudien vor. Ein weiteres Problem stellt die Tatsache dar, dass sehr viele dieser Substanzen nicht patentierbar sind und sich damit für keine Firma die sehr hohen Kosten einer solchen Interventionsstudie rechnet.

Gemeinsame Risikofaktoren für eine gutartige Prostatavergrößerung und Prostatakrebs

Die zwei bekanntesten und wohl auch wichtigsten Risikofaktoren für die Entwicklung einer gutartigen Vergrößerung der Prostata und eines Prostatakrebses sind identisch, nämlich das Alter und ein funktionierender Testosteron-Hormonhaushalt (Testosteron: wichtigstes männliches Geschlechtshormon). Beide Erkrankungen treten typischerweise (aber nicht ausschließlich) in der zweiten Lebenshälfte auf und beide Erkrankungen wurden bei Eunuchen (= Männer, die vor der Pubertät kastriert wurden und damit kaum Testosteron im Blut haben) nicht beobachtet. Auch Männer mit einem angeborenen Defekt im Testosteronhaushalt (sogenannter 5-A-Reduktase-Defekt) entwickeln weder eine gutartige Vergrößerung der Prostata noch einen Prostatakrebs.

Dies unterstreicht die Bedeutung der beiden Risikofaktoren. Auch wenn das Alter natürlich einen nicht modifizierbaren Risikofaktor darstellt, wurde in zwei großen Studien die Rolle von Medikamenten, die in den Hormonhaushalt der Prostata eingreifen, hinsichtlich einer Verhinderung von Prostatakrebs untersucht (siehe Seite 104).

Interessanterweise besteht jedoch kein Zusammenhang zwischen der gutartigen Vergrößerung und dem Prostatakrebs, d.h., Männer mit einer vergrößerten Prostata haben kein höheres Risiko für einen Prostatakrebs und auch umgekehrt.

Verwandtschaftliche Beziehung und Prostatakrebs

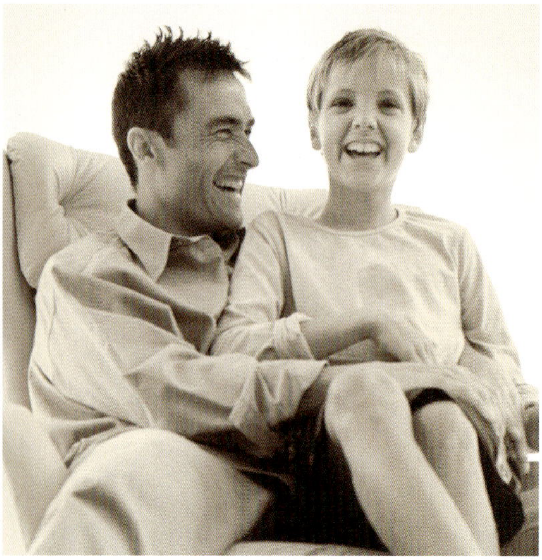

Neben dem Alter und dem funktionierenden Hormonhaushalt ist der dritte wesentliche Risikofaktor für die Entwicklung eines Prostatakrebses die verwandtschaftliche Beziehung. Das Risiko steigt mit jedem Verwandten ersten und zweiten Grades mit dieser Erkrankung an. Dies spricht eindeutig für einen gewissen genetischen Einfluss. Auch die Rasse hat eine gewisse Bedeutung. Das größte Erkrankungsrisiko weltweit haben Männer, die der schwarzen Rasse angehören und die in den USA leben, auch hierfür scheinen genetische Ursachen, eventuell auch ein veränderter Vitamin-D-Metabolismus sowie die Ernährungsgewohnheiten, verantwortlich zu sein.

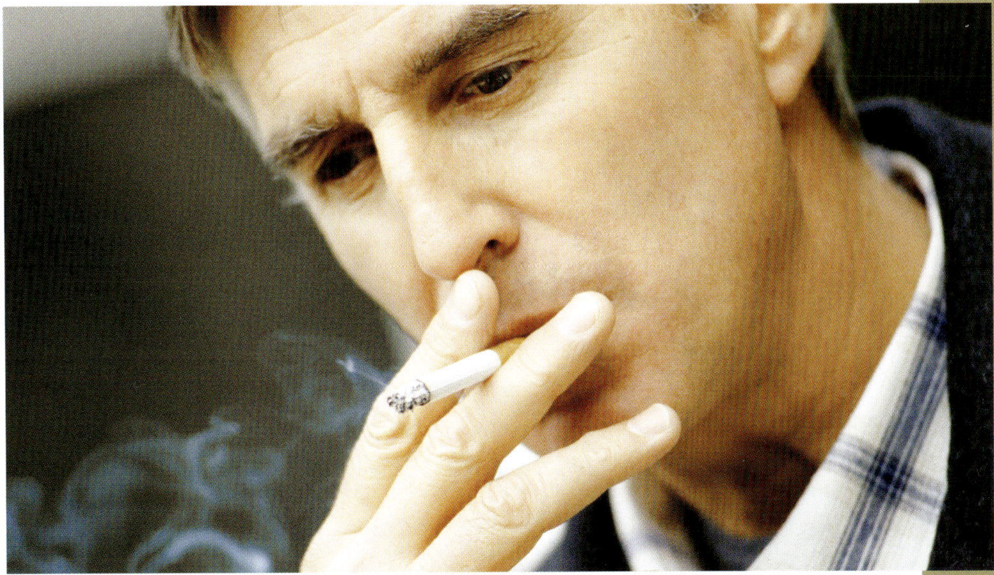

Welche Faktoren spielen keine Rolle?

Für folgende Faktoren konnte ein gesicherter Zusammenhang zum Prostatakrebs *nicht* nachgewiesen werden:

- Übergewicht,
- Bluthochdruck,
- Nikotin- und Alkoholkonsum,
- sexuelle Aktivität.

Prostatakrebs und Ernährung

Zwei seit vielen Jahren bekannte Beobachtungen legen den Schluss nahe, dass die Ernährung oder gewisse Umweltfaktoren einen Einfluss auf das Prostatakrebsrisiko haben. Zum einen bestehen weltweit deutliche Unterschiede in der Häufigkeit des Prostatakrebses. Wie bereits erwähnt, ist im Fernen Osten (z.B. Japan und China) diese Erkrankung zehn- bis zwanzigmal seltener als bei uns in Europa oder in den USA. Eine zweite wichtige Beobachtung basiert auf sogenannten Migrationsstudien, d.h., man hat untersucht, wie sich das Prostatakrebsrisiko entwickelt, wenn Männer aus Regionen mit niedrigem Risiko (z.B. Japan) in solche mit hohem Risiko (USA) auswandern. Dabei konnte man nachweisen, dass für diese Männer bzw. deren Nachkommen das Risiko, innerhalb von ein bis zwei Generationen an Prostatakrebs zu erkranken, deutlich ansteigt und das Niveau der neuen Heimat erreicht.

Aus diesen Beobachtungen und den unterschiedlichen Ernährungsgewohnheiten zwischen den westlichen und fernöstlichen Gesellschaften ergaben sich eine Reihe von Überlegungen hinsichtlich der Rolle der Ernährung, welche zum Teil durch experimentelle und Beobachtungsstudien gut belegt sind.

Der schlüssige Nachweis, dass mit einer der im Folgenden besprochenen Substanzen Prostatakrebs „verhindert" werden kann, steht jedoch noch aus. Für einige, zum Teil häufig von Männern eingenommene Substanzen, konnte mittlerweile aber die Wirkungslosigkeit nachgewiesen werden.

Phytoöstrogene

Unter Phytoöstrogenen versteht man eine Gruppe von Pflanzenstoffen, die eine östrogenähnliche (= wichtigstes weibliches Sexualhormon) Aktivität aufweisen. Die wichtigste Quelle von Phytoöstrogenen ist die Sojabohne, welche in fernöstlichen Ländern (niedriges Prostatakrebsrisiko) ein ganz wesentlicher Nahrungsbestandteil ist. Diesen Phytoöstrogenen werden eine Reihe von tumorhemmenden Eigenschaften zugesprochen. Die wichtigsten Gruppen der Phytoöstrogene sind die Flavone, die Isoflavone und die Lignane. Diese Substanzen kommen in verschiedenen Obst- und Gemüsesorten, aber auch in Leinsamen, Körnern und Hülsenfrüchten vor. Obwohl in mehreren Beobachtungsstudien ein Zusammenhang zwischen der Einnahme von Phytoöstrogenen und dem Prostatakrebsrisiko nachgewiesen werden konnte, so fehlt bis heute der schlüssige Beweis aus Interventionsstudien.

Vitamine

Eine große Zahl von epidemiologischen Untersuchungen hat Hinweise auf einen Zusammenhang zwischen der Einnahme von Vitaminen und dem Auftreten verschiedener Krebsarten ergeben. Unterstützt wird diese Annahme durch eine Reihe von experimentellen Studien. Für das Prostatakarzinom

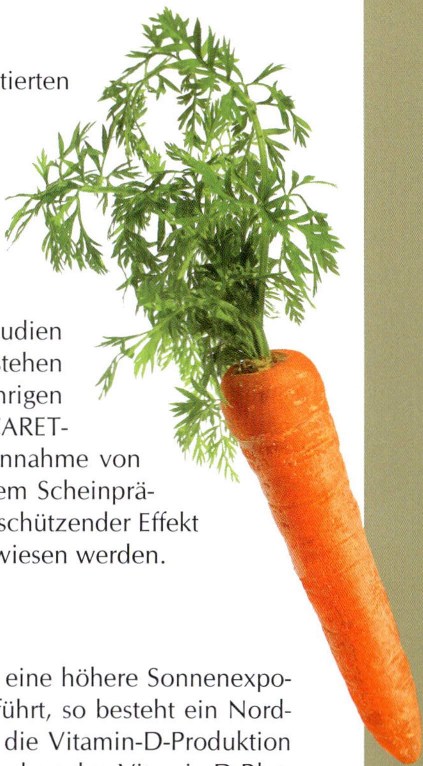

sind Vitamin A, D und E die am häufigsten diskutierten und am besten untersuchten.

Vitamin A

Für Vitamin A und seine Vorgängerstufen (sogenannte Provitamine) konnte experimentell eine antitumoröse Wirkung vielfach nachgewiesen werden, auch eine Reihe von Fall-Kontroll-Studien konnte diesen Effekt nachweisen. Demgegenüber stehen allerdings die Ergebnisse von zwei großen, mehrjährigen Interventionsstudien (Physicians Health Study, CARET-Studie). In beiden Untersuchungen wurde die Einnahme von 30 mg Beta-Karotin pro Tag im Vergleich zu einem Scheinpräparat untersucht und dabei konnte kein eindeutig schützender Effekt auf die Entwicklung eines Prostatakrebses nachgewiesen werden.

Vitamin D

Aus epidemiologischen Studien geht hervor, dass eine höhere Sonnenexposition zu einer niedrigeren Prostatakarzinomrate führt, so besteht ein Nord-Süd-Gefälle. Da die UV-Strahlung wesentlich für die Vitamin-D-Produktion verantwortlich ist, wurde der Zusammenhang zwischen den Vitamin-D-Blutserumspiegeln und einem Prostatakarzinomrisiko in mehreren großen Studien untersucht. Es gibt allerdings keine Daten aus Interventionsstudien. Aus diesem Grund kann die Gabe von Vitamin D nicht empfohlen werden.

Vitamin E (α-Tocopherol)

Vitamin E ist ebenfalls ein starkes Antioxidans, dessen Hemmung auf das Tumorzellwachstum in einer Reihe von Experimenten nachgewiesen werden konnte. Auch für Vitamin E konnte in einer Reihe von epidemiologischen Studien ein Zusammenhang zum Prostatakarzinomrisiko nachgewiesen werden, wobei die diversen Studien aber durchaus widersprüchlich sind. Vor allem bei Rauchern scheinen niedrige Vitamin-E-Serumspiegel mit einem erhöhten Prostatakrebsrisiko zu korrelierten. Diesen ermutigenden Daten müssen allerdings die Ergebnisse von zwei großen Interventionsstudien entgegengehalten werden (SELECT, Physicians Health Study III), welche beide negativ waren, d.h., dass die mehrjährige Einnahme von Vitamin E keinen schützenden Effekt auf die Entwicklung eines Prostatakrebses zu haben scheint. Weitere Analysen dieser zwei sehr großen Studien mit über 50.000 Männern werden zeigen, ob es nicht doch gewisse Gruppen gibt (z.B. Raucher mit erniedrigten Vitamin-E-Spiegeln), die von einer Vitamin-E-Zufuhr profitieren würden. Generell kann aber die Gabe von Vitamin E zur Senkung des Prostatakrebsrisikos nicht empfohlen werden.

Selen

Selen wird auch eine ausgeprägte antioxidative Wirkung zugeschrieben. Erste Hinweise auf einen Zusammenhang zwischen Selen und der Entstehung eines Prostatakrebses ergaben mehrere Fallkontrollstudien. In einer großen Untersuchung mit 50.000 Teilnehmern, bei denen die Selenspiegel in Zehennagelproben bestimmt wurden, konnte gezeigt werden, dass ein Zusammenhang zwischen Selenspiegeln und dem Prostatakrebsrisiko besteht. In einer Interventionsstudie, die primär durchgeführt wurde, um das Hautkrebsrisiko mittels Selen zu senken, konnte gezeigt werden, dass zwar nicht das Hauptkrebsrisiko, aber dafür jenes für Prostatakrebs deutlich gesenkt werden konnte. Diese ermutigenden Ergebnisse wurden allerdings in der sehr viel größeren und damit auch aussagekräftigeren SELECT-Studie widerlegt. Derzeit kann deshalb die Gabe von Selen zur Senkung des Prostatakrebsrisikos nicht empfohlen werden.

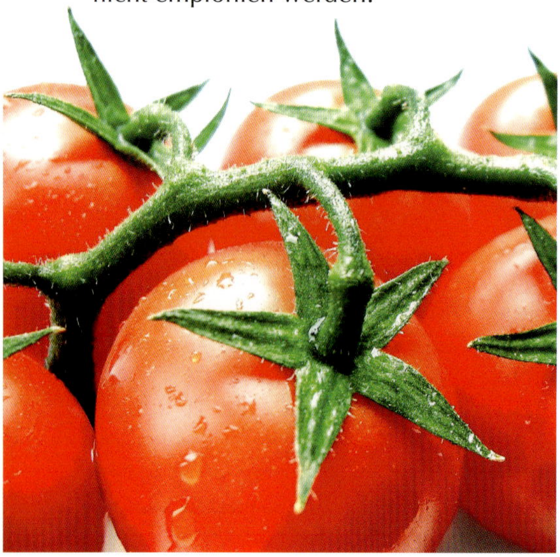

Tomaten – Lykopine

Lykopine finden sich in hohen Konzentrationen in Tomaten, Tomatenbestandteilen und verschiedenen Obstsorten. So wie Vitamine üben auch Lykopine einen starken antioxidativen Effekt aus. Der Effekt des Konsums von Tomaten bzw. Tomatenproduktion auf das Prostatakrebsrisiko wurde in einer großen Anzahl von Fall-Kontroll-Studien untersucht. Sowohl für den Konsum von Tomaten und insbesondere von Tomatenprodukten (z.B. Tomatenmark) konnte ein schützender Effekt in großen Studien nachgewiesen werden. Der schlüssige Beweis aus Interventionsstudien fehlt allerdings.

Granatapfel

Diese Frucht ist in unseren Breiten relativ unbekannt, im Iran und im Nahen Osten aber sehr beliebt. Für Inhaltsstoffe aus dem Grantapfel konnte in experimentellen Untersuchungen eine Hemmung des Tumorzellwachstums nachgewiesen werden. Für Granatapfelsaft existieren erste ermutigende Daten, dass damit möglicherweise der Krankheitsverlauf von Patienten mit einem Wiederauftreten des Tumors (sogenannter PSA-Anstieg) nach einer Operation positiv beeinflusst werden kann.

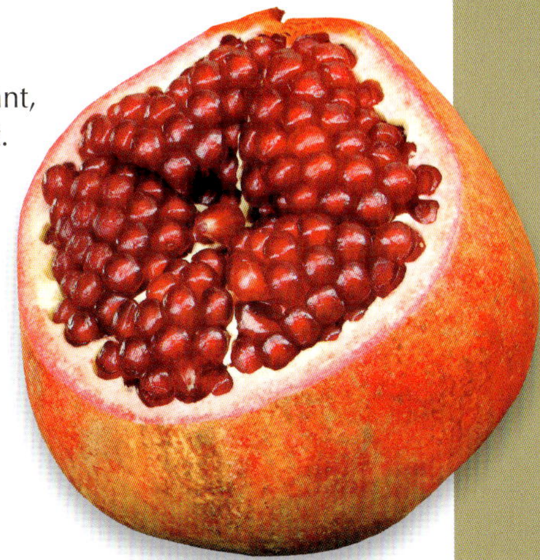

Grüner Tee

Die im grünen Tee reichlich vorhandenen Polyphenole führen experimentell zur Hemmung der Zellteilung. In asiatischen Ländern wird der grüne Tee in großen Mengen konsumiert, deutlich weniger hingegen in Europa oder den USA. In einer großen Fall-Kontroll-Studie konnte gezeigt werden, dass nach 40 Jahren regelmäßigen Trinkens von grünem Tee das Prostatakrebsrisiko deutlich gesenkt werden konnte. Eine Interventionsstudie liegt nicht vor. In kleinen klinischen Studien konnte nachgewiesen werden, dass grüner Tee den Krankheitsverlauf von Patienten mit einem PSA-Anstieg nach radikaler Prostatektomie positiv beeinflussen kann. Daten aus größeren Studien liegen allerdings nicht vor.

Fette

Eine an tierischen Fetten reiche Ernährung wird seit Jahren häufig mit dem Prostatakrebsrisiko in Verbindung gebracht. Eine der Schlüsselbeobachtungen ist das deutliche West-Ost-Gefälle und die Tatsache, dass die Ernährung in den westlichen Industriestaaten deutlich fettreicher ist, vor allem hinsichtlich des Anteils an tierischen Fetten. Dieser Zusammenhang ist durch eine Reihe von Fall-Kontroll-Studien gut dokumentiert. Wie bereits oben erwähnt, ist der Zusammenhang zwischen Fettleibigkeit und dem Prostatakrebsrisiko aber nicht eindeutig belegt. Eine Interventionsstudie zu diesem Aspekt gibt es – naturgemäß – nicht. Aus diesem Grund wird die Bedeutung einer fettreduzierten Diät auf das Prostatakrebsrisiko wohl nicht schlüssig geklärt werden können.

5-α-Reduktase-Inhibitoren

Diese Präparate greifen in den Hormonhaushalt der Prostata ein und werden seit vielen Jahren zur medikamentösen Therapie der gutartigen Vergrößerung der Prostata weltweit eingesetzt (siehe Seite 42). Die derzeit verwendeten Medikamente (Finasterid, Dutasterid) führen zu einer etwa dreißigprozentigen Volumensverkleinerung der Prostata. Das Wissen um die Bedeutung des männlichen Sexualhormons für die Entstehung des Prostatakrebses führte zu Überlegungen, die Fähigkeit der 5-α-Reduktase-Inhibitoren zur Verhinderung eines Prostatakrebses zu untersuchen. In zwei sehr großen klinischen Studien (PCPT, REDUCE) wurde diese Fragestellung untersucht, dabei zeigte sich tatsächlich, dass mit diesen Präparaten – wenn sie über einen Zeitraum von vier bis sieben Jahren gegeben werden – das Risiko, an diesem Tumor zu erkranken, um etwa 25 % reduziert werden kann. Allerdings sind für diesen Ansatz noch sehr viele Fragen offen, sodass der breite Einsatz der beiden Präparate zur Prostatakrebsprävention derzeit von keiner Fachgesellschaft empfohlen wird. Nach ausführlicher Diskussion mit einem Facharzt für Urologie kann in Einzelfällen (z.B. starke familiäre Belastung) der Einsatz der Präparate jedoch erwogen werden.

Gibt es Diätempfehlungen für Patienten mit einem bereits bestehenden Prostatakrebs?

Nach wie vor gibt es keine klinische Untersuchung, die schlüssig nachweisen konnte, dass mittels Nahrungsmittelbestandteilen der Krankheitsverlauf von Patienten mit einem Prostatakrebs positiv beeinflusst werden kann. Diese Aussage gilt für Patienten in allen Tumorstadien und Therapien, d.h. operiert, bestrahlt oder antihormonell behandelt. Den betroffenen Patienten können deshalb nur allgemeine Empfehlungen für eine gesunde Ernährung gegeben werden, wie sie für alle Krebspatienten gelten und sich mit den Empfehlungen diverser Fachgesellschaften decken. Die Ernährung sollte reich an den oben erwähnten Substanzen sein (obwohl der definitive Wirknachweis fehlt), d.h. wenig tierische Fette, viel Tomaten, Gemüse, grüner Tee, Hülsenfrüchte, reichlich Vitamine und viel Sonnenlicht. Darüber hinaus sollten sich Patienten mit einem Prostatakarzinom allgemein ausgewogen ernähren, körperlich aktiv sein und wenig Nikotin und Alkohol konsumieren.

Kein Ersatz für die Schulmedizin

An dieser Stelle muss ausdrücklich betont werden, dass keiner der oben diskutierten Ansätze eine Alternative zur Schulmedizin darstellt.

Gutartige Vergrößerung der Prostata

Verglichen mit dem Prostatakrebs ist die Datenlage hinsichtlich eines Zusammenhangs zwischen Ernährung und der gutartig vergrößerten Prostata bzw. die dadurch verursachten Beschwerden beim Wasserlassen äußerst spärlich. Am ehesten scheinen noch eine Adipositas, Diabetes mellitus (Zuckerkrankheit) sowie eine Diät reich an tierischen Fetten mit einem erhöhten Risiko assoziiert zu sein. Körperliche Aktivität und Gemüse haben möglicherweise einen schützenden Effekt. Ob mit diesen Maßnahmen die Prostatagröße bzw. das weitere Wachstum der Prostata oder auch das spätere Risiko für eine akute Harnverhaltung oder Notwendigkeit positiv beeinflusst werden kann, ist völlig unklar.

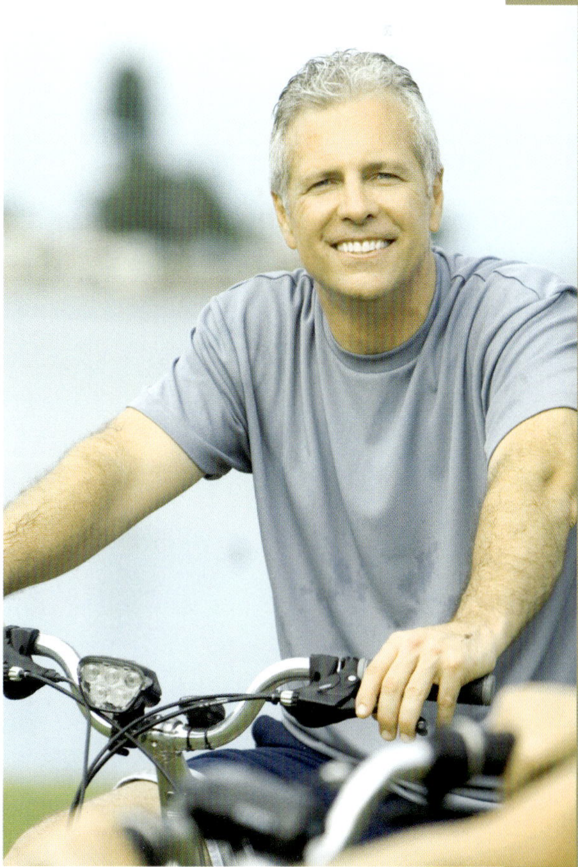

Bezüglich der Rolle von 5-α-Reduktase-Inhibitoren in der Prävention von gutartigen Erkrankungen der Prostata sei auf die Ausführungen auf Seite 42 verwiesen.

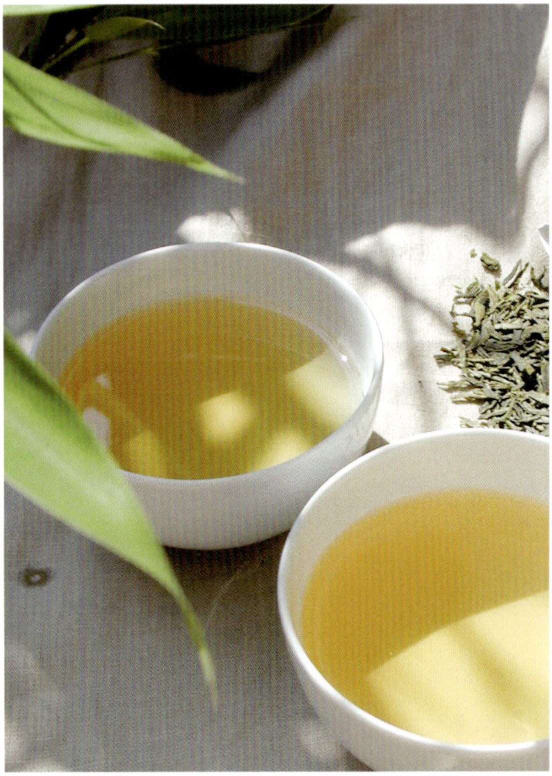

Schlussfolgerungen

Der Zusammenhang zwischen Umweltfaktoren, insbesondere der Ernährung, und dem Entstehen eines Prostatakrebses wurde in den letzten 25 Jahren intensiv untersucht. Es konnte eine Reihe von Nahrungsbestandteilen identifiziert werden, die für diesen Zusammenhang möglicherweise verantwortlich sind. Es gibt eine Reihe von indirekten Hinweisen. Der definitive Nachweis, dass mit diesen Nahrungsbestandteilen tatsächlich das Risiko, an einem Prostatakrebs zu erkranken, bzw. der Krankheitsverlauf positiv beeinflusst werden kann, steht allerdings noch aus. Basierend auf sehr großen Interventionsstudien scheinen Vitamin A, E und Selen keinen schützenden Effekt zu haben.

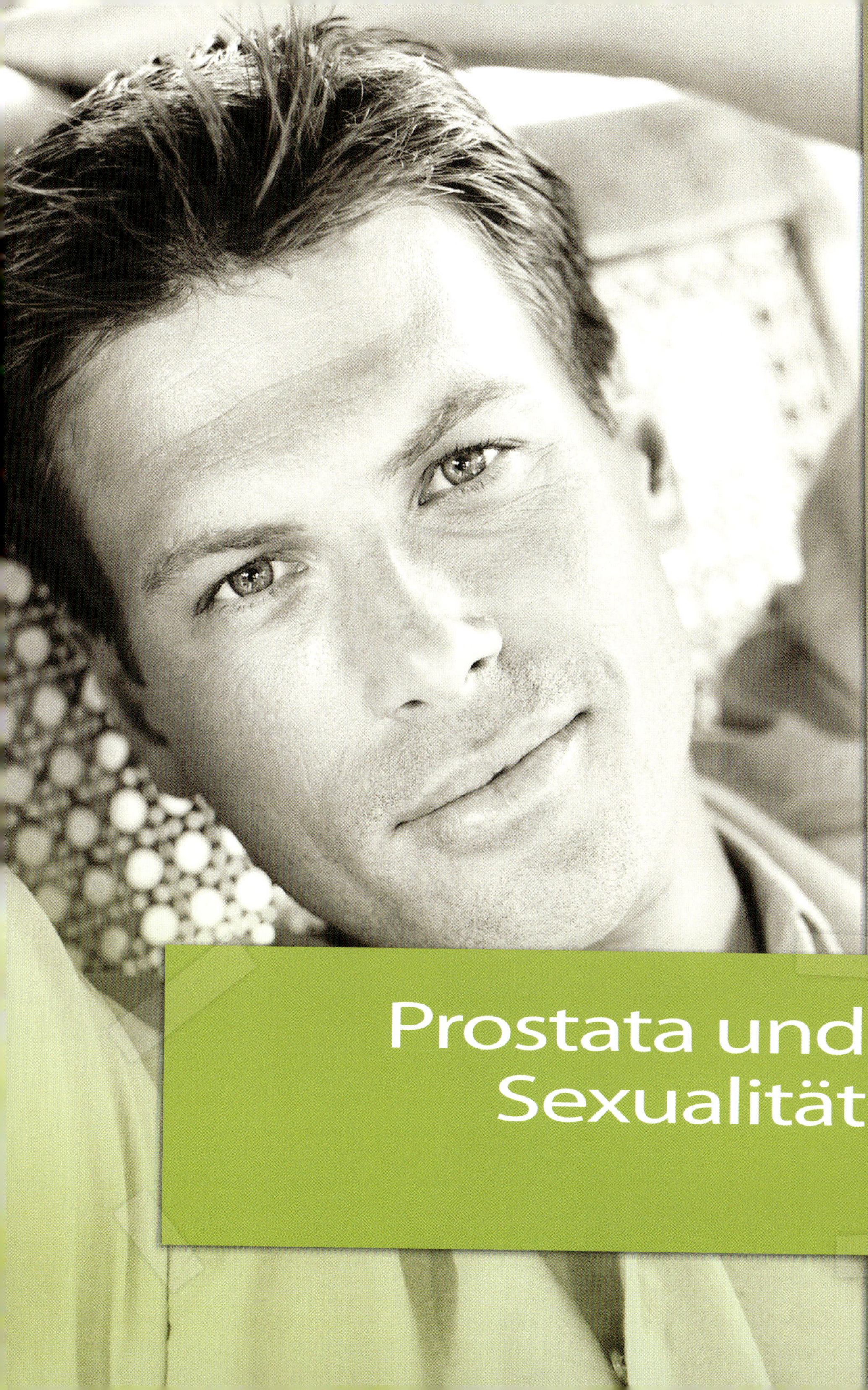

Prostata und Sexualität

Prostata und Sexualität

Sexualität aus Sicht des Urologen

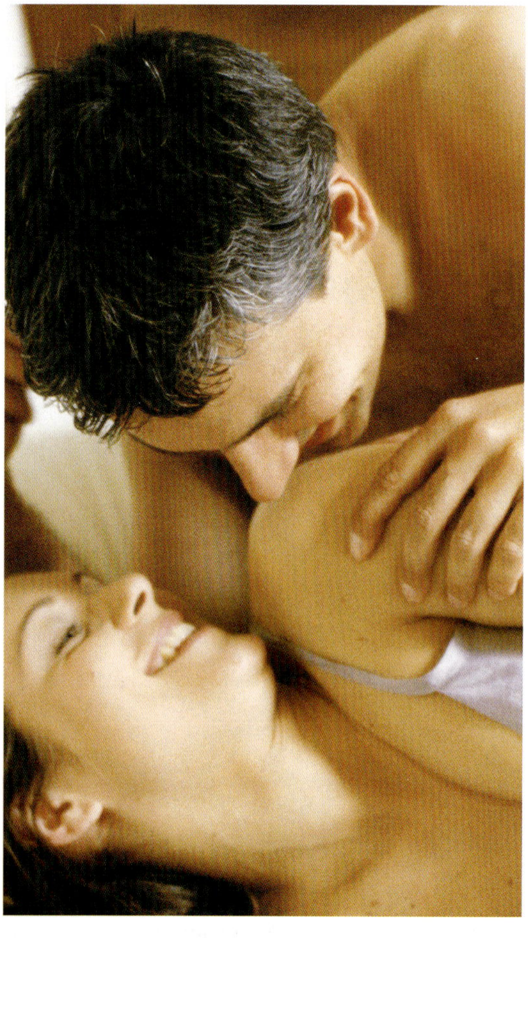

Das Sexualleben ist ohne Zweifel ein sehr vielschichtiges Phänomen, das sowohl körperliche, seelische als auch verschiedene soziale Aspekte beinhaltet. Hierbei ist der Facharzt für Urologie vor allem Ansprechpartner zur Abklärung und Behandlung von körperlichen Störungen der Sexualfunktion des Mannes. Hierzu zählen Potenzstörungen (mangelnde Gliedversteifung), Unfruchtbarkeit (unerfüllter Kinderwunsch), vorzeitiger Samenerguss oder Testosteronmangel.

Welche Erkrankungen der Prostata können Einfluss auf das Sexualleben haben?

Grundsätzlich sollte im Rahmen dieser Fragestellung zwischen der jeweiligen Erkrankung selbst und den Folgen einer möglichen Therapie unterschieden werden. Unter den häufigen Erkrankungen der Prostata können vor allem Entzündungen (akute und chronische Prostatitis) Einfluss auf die Sexualität haben. Die gutartige Vergrößerung der Prostata sowie der unbehandelte Prostatakrebs haben in den meisten Fällen keine Auswirkungen auf die sexuelle Funktion. Die medikamentöse Therapie der gutartigen Prostatavergrößerung und die Therapie des Prostatakrebses (hier sowohl medikamentös, chirurgisch als auch strahlentherapeutisch) können jeweils eine Auswirkung auf das Sexualleben haben.

Prostatitis und Sexualleben

Im Rahmen einer akuten Entzündung der Prostata (akute Prostatitis) spielt für den betroffenen Mann Sexualität wohl keine Rolle. Was jedoch eine Auswirkung auf die Sexualfunktion haben kann, ist die chronische Prostatitis. Sie gilt gemäß einiger Studien als möglicher Risikofaktor für den vorzeitigen Samenerguss. Die Ursache hierfür ist jedoch unklar. Unter den heute angewandten Behandlungen für die chronische Prostatitis findet sich kein Medikament oder keine Therapieform, die eine nennenswerte Auswirkung auf die Sexualfunktion des Mannes haben kann.

Gutartige Prostatavergrößerung und Sexualität

Die gutartige Prostatavergrößerung stellt selbst kein Risiko dar, an einer sexuellen Funktionsstörung zu erkranken. Sie kann jedoch Anteil haben an einem Symptomenkomplex, der als „untere Harntraktsymptomatik" bezeichnet wird. Diese Symptomatik zeichnet sich durch folgende Probleme aus:

- häufiges Harnlassen,
- starker Harndrang, mehrmaliges nächtliches Harnlassen,
- Restharngefühl,
- schwacher Harnstrahl

und kann mit einem standardisierten Fragebogen „gemessen" werden. Heutzutage ist nachgewiesen, dass diese „untere Harntraktsymptomatik" mit einem etwa verdoppelten Risiko für Potenzstörungen in Zusammenhang steht. Dies liegt wahrscheinlich daran, dass beide Erkrankungen gemeinsame Ursachen haben können, wie zum Beispiel Durchblutungsstörungen im kleinen Becken.

Behandlung der gutartigen Prostatavergrößerung und mögliche Auswirkungen auf das Sexualleben

Bei der Behandlung der gutartigen Prostatavergrößerung gibt es sowohl medikamentöse Therapien als auch verschiedene Formen von operativen Eingriffen. Bei den Medikamenten zur Behandlung der Prostatavergrößerung gibt es eine Stoffgruppe, die sogenannten 5-α-Reduktasehemmer. Durch die Einnahme dieser Medikamente kommt es nach einigen Monaten zu einem Schrumpfen der Prostata, weil in der Prostata der Stoffwechsel von Testosteron verändert wird. Dies kann auch bewirken, dass man weniger Libido (= sexueller Appetit) verspürt. Alle anderen geläufigen Medikamente haben keine Auswirkung auf die Potenz oder die Libido.

Ebenso haben alle geläufigen Operationen der Prostatavergrößerung keine Auswirkung auf die verschiedenen Aspekte der Sexualität. Sie wird durch einen Eingriff weder besser noch schlechter.

Behandlung von Prostatakrebs und Sexualität

Bei der Behandlung von Prostatakrebs gibt es heutzutage im Wesentlichen die Hormontherapie, die Operation und in verschiedenen Formen die Strahlentherapie.

Bei der Hormontherapie gibt es die Möglichkeit, den Testosteronspiegel des betroffenen Mannes abzusenken und/oder die Rezeptoren für Testosteron zu blockieren. Beide Therapien können eine Auswirkung auf die Sexualität haben. Während die Potenz in den meisten Fällen erhalten bleibt, kann diese Therapie bei einem guten Teil der Männer die Libido spürbar reduzieren.

Bei der Operation der Prostata (radikale Entfernung) und bei der Bestrahlung der Prostata können Gefäße und Nerven, die den Penis versorgen, beschädigt werden. Grund hierfür ist, dass diese Gefäße und Nerven unmittelbar an der Prostataoberfläche verlaufen (siehe Abbildung). Die Beschädigung dieser Gewebe kann zu Potenzstörungen führen.

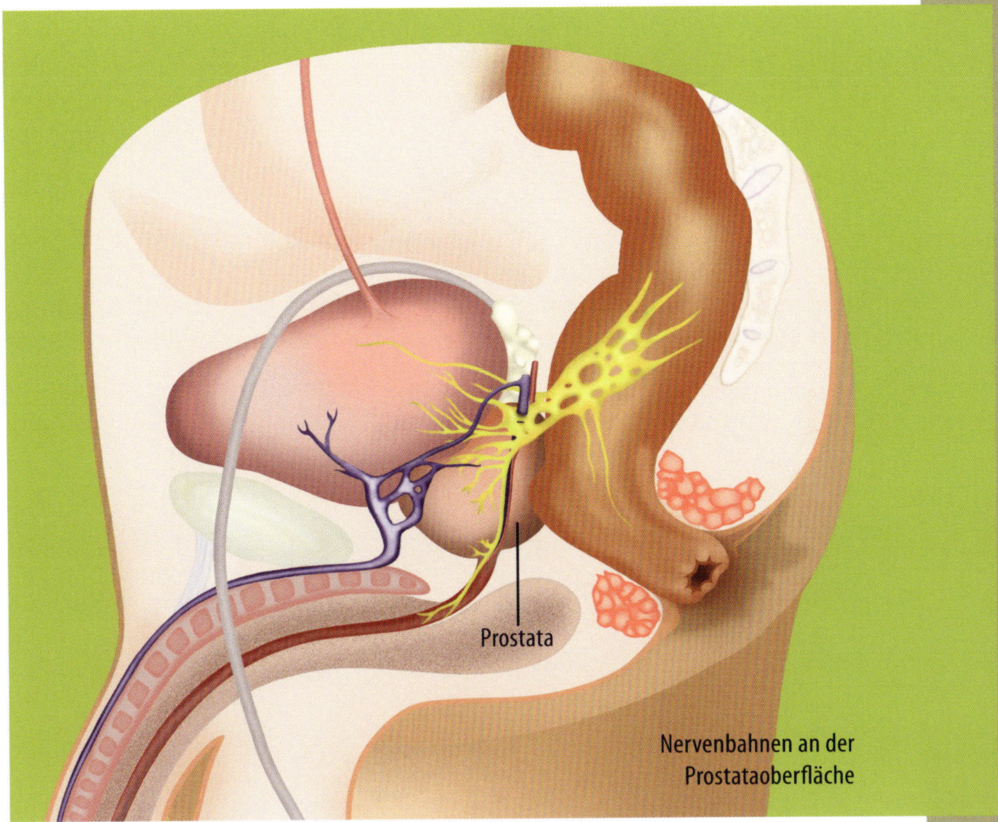

Hauptrisikofaktor für die Potenzstörung nach Operation ist neben dem Alter des Mannes und seinen bestehenden Grunderkrankungen wie Diabetes oder Bluthochdruck vor allem das Ausmaß der Schädigung der Erektionsnerven, welche bei ausgewählten Patienten einseitig oder beidseitig erhalten werden können („Nerve-sparing"-Operation).

Von Potenzstörungen nach Operation betroffen sind

- bis zu 100 % aller Patienten nach Operation ohne Nerverhalt und
- etwa 50 % aller Patienten nach beidseitiger Nerve-sparing-Operation.

Es ist also für die Mehrzahl von Männern, die bei Prostatakrebs einer OP unterzogen werden, eine spürbare Verminderung der Potenz bis hin zur vollständigen Impotenz möglich. Dieser Punkt sollte auf jeden Fall vor der Operation mit dem behandelnden Arzt oder Operateur in Ruhe besprochen werden.

Es ist auch wichtig zu wissen, dass dieses Problem behandelt werden kann und bei entsprechendem Wunsch auch frühzeitig behandelt werden sollte. Die Potenz kann sich auch langsam über ein bis zwei Jahre erholen, wenn auch wahrscheinlich nicht mehr bis zur ursprünglichen Qualität (= Potenz vor der Operation).

Leider werden die medikamentösen Therapieformen der Potenzstörung nicht von der Krankenkasse übernommen und müssen vom Patienten selbst bezahlt werden.

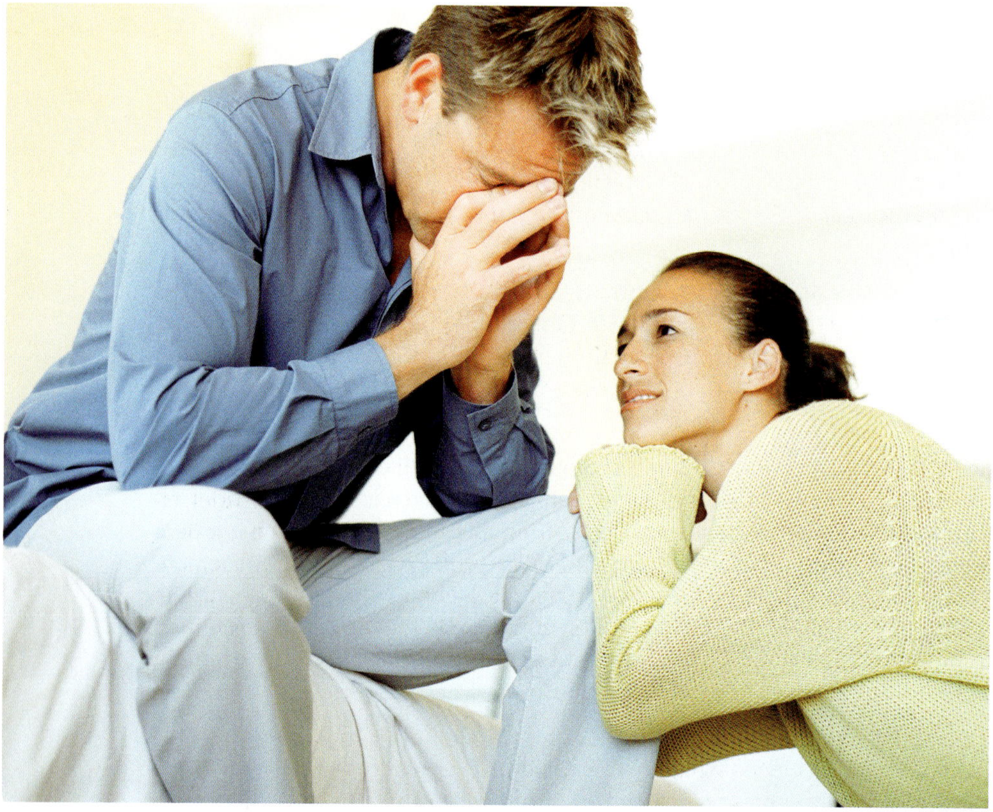

Wie kann man Potenzstörungen nach Operation behandeln?

In der Behandlung der operationsbedingten Potenzstörung gilt die Verabreichung oraler Phosphodiesterase-5-Inhibitoren (PDE5-Hemmer) als Therapie der ersten Wahl. Die Medikamente, die als PDE5-Hemmer bezeichnet werden, sind heutzutage sehr gut untersucht, gut verträglich und in vielen Fällen bereits bekannt (Handelsnamen: Viagra, Levitra, Cialis). Diese Medikamente können als Tabletten eingenommen werden und sind vor allem bei Patienten sinnvoll, bei denen eine Nerverhaltung bei der Operation möglich war. Jedenfalls sollte man über diese Therapie frühzeitig mit dem behandelnden Arzt sprechen, dieser kann den optimalen Zeitpunkt wählen, eventuelle Gründe, die gegen eine Einnahme sprechen, überprüfen und das Medikament erklären (wie oft darf man es anwenden, darf man es zur Mahlzeit anwenden, wie lange wirkt es, gibt es Nebenwirkungen).

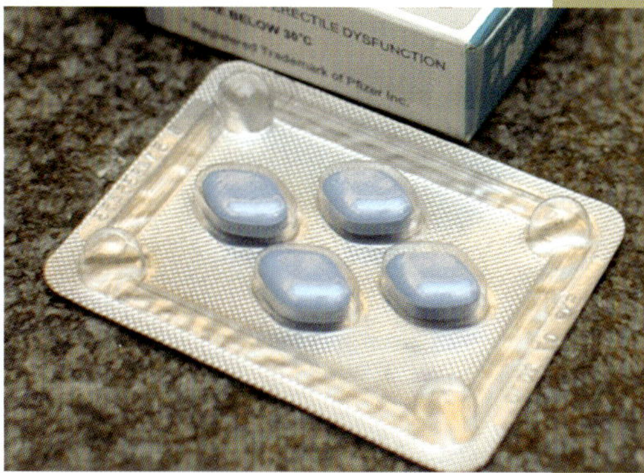

Die Erfolgsrate dieser Therapieform liegt bei bis zu 70 % bei beidseitigem Nerverhalt und bei bis zu 10 % nach Operation ohne Nerverhaltung. Wenn nach mehreren Versuchen und nach Rücksprache mit dem Arzt diese Therapie nicht ausreichend hilft, können weitere Therapieformen angewandt werden.

Als Zweitlinientherapie gelten sogenannte Schwellkörperautoinjektionen (SKAT), hier verabreicht sich der Patient mit einer sehr dünnen Nadel einen Wirkstoff direkt in den Penis. Diese Therapie muss eindringlich mit dem Arzt besprochen und von diesem auch überprüft werden. Diese Therapie ist wirksam, kann jedoch auch unangenehme Nebenwirkungen haben. Die wichtigste davon ist, dass es zu einer unnatürlich langen Gliedversteifung kommen kann (= Priapismus), hier muss spätestens nach zwei Stunden ein Arzt kontaktiert oder aufgesucht werden.

Eine durchaus sinnvolle Alternative dazu ist die Vakuum-Pumpe mit teils ebenfalls guter Wirksamkeit, jedoch aufgrund schwierigerer Handhabung oder Nebenwirkungen mit Therapieabbruchraten von 50 bis 80 % behaftet.

Factbox

- Die gutartige Prostatavergrößerung hat normalerweise keine Auswirkung auf das Sexualleben des Mannes.
- Unter den medikamentösen Therapieformen der gutartigen Prostatavergrößerung können die sogenannten 5-α-Reduktasehemmer eine Verminderung der Libido bewirken.
- Die operativen Therapieformen bei gutartiger Prostatavergrößerung haben im Normalfall keine Auswirkung auf die Sexualität.
- Chronische Prostatitis wird als eventuelle Mitursache bei frühzeitigem Samenerguss angesehen.
- Ansonsten sind Entzündungen der Prostata und deren Therapien ohne wesentlichen Einfluss auf das Sexualleben.
- Prostatakrebs führt speziell in frühen Stadien zu keiner speziellen Symptomatik, auch nicht zu einer Auswirkung auf die Sexualität.
- Alle aktiven Therapieformen bei Prostatakrebs (Medikamente, Operation, Strahlentherapie) können Auswirkungen auf das Sexualleben haben.
- Die wohl häufigste Auswirkung hierbei ist die Verminderung der Potenz nach Radikaloperation. Diese ist abhängig von der Möglichkeit der Nerverhaltung während der Operation, jedoch auch bei den besten Verläufen nicht selten.
- Diese Fragen sollten auf jeden Fall vor Therapie mit dem behandelnden Arzt in Ruhe besprochen werden.
- Potenzstörungen nach Radikaloperation können in vielen Fällen gut behandelt werden. Bei Therapiewunsch sollte dies frühzeitig angesprochen werden.

Autoren

Priv.-Doz. Dr. med. Anton Ponholzer, FEBU

ist Facharzt für Urologie und Andrologie. Er ist Oberarzt am Krankenhaus der Barmherzigen Brüder in Wien und führt eine eigene Praxis in Wien und Klosterneuburg. Er ist zudem Vorsitzender des AK für Urologische Onkologie der ÖGU.

Prof. Dr. med. Stephan Madersbacher

ist Facharzt für Urologie. Er ist stellvertretender Abteilungsvorstand der Abteilung für Urologie und Andrologie am Sozialmedizinischen Zentrum Ost – Donauspital in Wien und führt eine eigene Praxis in Wien. Zudem ist er Mitarbeiter der Leitliniengruppe männliche Blasensymptome und gutartige Vergrößerung der Europäischen Urologenorganisation.

Prof. Dr. med. George Thalmann

ist Facharzt für Urologie inklusive Schwerpunkt operative Urologie. Er ist Chefarzt und Direktor der Urologischen Universitätsklinik Inselspital Bern.

Priv.-Doz. Dr. med Matthias Oelke

ist Facharzt für Urologie. Er ist stellvertretender Klinikdirektor und geschäftsführender Oberarzt an der Klinik für Urologie & Onkologische Urologie der Medizinischen Hochschule Hannover. Er ist zudem Vorsitzender der Leitliniengruppe für Männliche Blasensymptome und Gutartige Prostatavergrößerung der Europäischen Urologenorganisation EAU.

Prof. Dr. med. Florian Wagenlehner

ist Facharzt für Urologie. Er ist leitender Oberarzt der Klinik für Urologie, Kinderurologie und Andrologie der Justus-Liebig-Universität Gießen. Er ist zudem Leiter des Arbeitskreises Infektiologie der Deutschen Gesellschaft für Urologie.

Abbildungsnachweis

Digital Vision: 111.

Lisa Hahsler: 11, 14, 15, 27, 52, 53, 56, 57, 59, 63 unten, 66, 76, 91, 93, 115.

Kantonsspital Winterthur: 60.

Matthias Oelke: 19, 21.

PhotoAlto: 9, 22, 32, 38, 45, 49, 64, 75, 86, 87, 99, 102, 103, 109, 112, 116.

www.pixelio.de: 2 (Konstantin Gastmann), 12 (oben: Thomas Siepmann, Mitte: Simone Hainz, unten: Birgit H.), 16 (Marco Barnebeck), 17 (Stephan N.), 18 (Bernd Sterzl), 28 (sparkie), 41 (Sigrid Roßmann), 50 (links: Ulla Trampert, rechts: Dieter Wendelken), 55 (Marco Barnebeck), 68 (Klicker), 77 (buenosdias), 82 (Maren Beßler), 83 (Silvia Körner), 89 (JenaFoto24), 100 (Sonja Winzer), 105 (Rike), 106 (berwis), 107 (Rainer Sturm), 110 (cameraobscura).

Hagen Schaub: 72, 92, 97.

Martin Schrampf: 69.

Swiss DolorClast: 85.

George Thalmann: 63 oben.

Urologische Klinik (Fotolabor) Bern: 58.

Verlagshaus der Ärzte, Archiv: 94.

Bildagentur Waldhäusl: 90, 95.

Wikipedia: 71, 117.

Register